ANATOMIA DA DANÇA

ANATOMIA DA DANÇA

Jacqui Greene Haas

Manole

Título do original em inglês: *Dance Anatomy*
Copyright © 2010 by Jacqui Greene Haas
Publicado mediante acordo com a Human Kinetics.

Este livro contempla as regras do Acordo Ortográfico da Língua Portuguesa de 1990, que entrou em vigor no Brasil.

Tradução   Paulo Laino Cândido
    Professor Adjunto da Disciplina de Anatomia
    da Universidade de Santo Amaro (Unisa)
    Mestrado em Ciências Morfofuncionais
    pela Universidade de São Paulo (USP)

Diagramação   Depto. editorial da Editora Manole

Capa   Depto. de arte da Editora Manole

Dados Internacionais de Catalogação na Publicação (CIP)
(Câmara Brasileira do Livro, SP, Brasil)

Haas, Jacqui Greene
Anatomia da dança / Jacqui Greene Haas; [tradução Paulo Laino Cândido]. – Barueri, SP: Manole, 2011.

Título original: Dance anatomy
ISBN 978-85-204-3167-2

1. Dança – Aspectos fisiológicos I. Título.

11-00164   CDD-612.044

Índices para catálogo sistemático:
1. Dança: Aspectos fisiológicos   612.044
2. Fisiologia da dança   612.044

Todos os direitos reservados.
Nenhuma parte deste livro poderá ser reproduzida, por qualquer processo, sem a permissão expressa dos editores.
É proibida a reprodução por xerox.

A Editora Manole é filiada à ABDR – Associação Brasileira de Direitos Reprográficos.

Edição brasileira – 2011

Direitos em língua portuguesa adquiridos pela:
Editora Manole Ltda.
Av. Ceci, 672 – Tamboré
06460-120 – Barueri – SP – Brasil
Tel.: (11) 4196-6000 – Fax: (11) 4196-6021
www.manole.com.br
info@manole.com.br

Impresso no Brasil
Printed in Brazil

SUMÁRIO

Prefácio   vii

Agradecimentos   xi

CAPÍTULO 1   **O DANÇARINO EM MOVIMENTO** . . . 1

CAPÍTULO 2   **COLUNA VERTEBRAL**. 13

CAPÍTULO 3   **COSTELAS E RESPIRAÇÃO** 33

CAPÍTULO 4   *CORE* 51

CAPÍTULO 5   **MEMBROS SUPERIORES – CÍNGULO E PARTE LIVRE** 73

CAPÍTULO 6   **PELVE E QUADRIS**. 101

CAPÍTULO 7   **MEMBROS INFERIORES** 125

CAPÍTULO 8   **TORNOZELOS E PÉS** 145

CAPÍTULO 9   **TREINAMENTO CORPORAL GLOBAL** 169

Índice de exercícios   191

Sobre a autora   195

PREFÁCIO

A dança é uma demonstração extraordinária de habilidade física que pode transmitir pura energia e encanto. Poses bem delineadas, coreografias inovadoras e apresentações impressionantes são as características dessa forma de arte. Como dançarino nos dias de hoje, você realmente é uma pessoa de sorte. As oportunidades para participar de competições, shows da Broadway e companhias profissionais de balé surgem prontamente quando você é forte e talentoso. A dança representa equilíbrio impecável, controle muscular intenso, graça, ritmo e velocidade. O que poderia ser mais excitante do que ser escolhido pelo diretor artístico para representar o papel principal? Porém, você precisa estar preparado mental e fisicamente para competir nesse mercado de alto nível. A necessidade de causar boa impressão nas plateias nunca foi tão evidente; e coreografias desafiadoras vendem ingressos e vencem competições.

Escolas de dança, estúdios e academias são locais muito movimentados. A programação de aulas, ensaios, apresentações e competições é avassaladora. Você precisa treinar mais do que nunca e dar seu melhor para entender cada correção feita. Seus instrutores estão ocupados com o ensino de técnica, musicalidade e coreografias complexas e também em promover o negócio deles. Às vezes, os detalhes da aula de técnica podem passar despercebidos. A técnica de dança foi transmitida ao longo dos anos com pouca análise anatômica. Essa tradição pode ter funcionado por gerações, mas hoje, para que você tenha alguma vantagem sobre outros dançarinos, deve conhecer a anatomia básica e receber o treinamento mais eficiente.

Cada combinação na barra e no centro deve ter um objetivo definido. O trabalho na barra não é apenas uma série de *pliés* e *tendus*, mas uma organização de seu corpo. A aula de técnica deve priorizar o desenvolvimento da força muscular para controlar e proteger as articulações. Você precisa entender as ações dos grupos musculares que criam as várias combinações de posições de dança. Por exemplo, os músculos que estendem uma articulação devem contrair-se por toda a amplitude do movimento. Se você não tem certeza de quais são os músculos que promovem a extensão, como poderá realizar as combinações de modo eficaz? Você continuará a hiperativar os músculos incorretos, aumentando-lhes a massa muscular ou causando uma lesão por sobrecarga.

O livro *Anatomia da dança* o ajudará a descobrir maneiras mais eficientes de melhorar a técnica. Você aperfeiçoará seus movimentos sabendo exatamente quais músculos contrair para gerar uma ação. Este livro tem mais de cem ilustrações de exercícios que proporcionam uma compreensão visual da anatomia. Você verá internamente cada *tendu*, *passé* e *arabesque*, o que o ajudará a melhorar o delineamento do movimento.

Cada capítulo aborda um princípio-chave de movimento para ajudá-lo a melhorar o desempenho. O Capítulo 1 é a base do livro; ele destaca três belas posições de dança, mostrando todo o corpo e a musculatura. Esse capítulo também salienta a importância de ter conhecimento básico sobre o funcionamento do corpo por meio de descrições da anatomia, de planos de movimento e ações musculares.

Os Capítulos 2 a 8 foram organizados descrevendo-se o corpo de dentro para fora. O Capítulo 2 aborda o alinhamento e a posição da coluna vertebral – onde tudo começa. São descritas as curvaturas e todos os movimentos da coluna vertebral. Exercícios específicos são dedicados à posição da coluna vertebral. Os exercícios desse capítulo não têm o propósito de ser desafiadores, mas sim de desenvolver a sua consciência muscular e de fazer você perceber o papel disso na sustentação da coluna para obter melhor alinhamento.

O Capítulo 3 enfoca a anatomia da respiração. Em geral, os dançarinos respiram com a parte superior do tórax, criando tensão e gerando fadiga precocemente. As ilustrações mostram como o diafragma, os pulmões e as costelas trabalham em conjunto para fornecer mais oxigênio ao corpo e melhorar a resistência. Os cinco exercícios descritos nesse capítulo enfatizam os detalhes da respiração durante vários movimentos; o propósito é favorecer a qualidade do movimento da parte superior do corpo e reduzir a tensão nessa região.

O Capítulo 4 detalha o papel da musculatura do *core* no movimento de dança e apresenta os exercícios que desenvolvem força no *core*. O quadrado do lombo e o iliopsoas também trabalham junto com os músculos da parede do abdome para proporcionar estabilidade à coluna vertebral. Uma aula básica de dança pode não abordar todas as camadas de músculo da parede do abdome e sua importância para melhorar a técnica, por isso quase sempre é necessário que os dançarinos realizem um trabalho complementar de condicionamento do *core*.

O Capítulo 5 detalha a musculatura dos ombros e do restante do membro superior; os exercícios o ajudarão a melhorar seu *port de bras* e as práticas de levantamento. O Capítulo 6 foca o fortalecimento da pelve para a rotação ideal do quadril. Os exercícios do Capítulo 7 enfocam a elegância e a potência dos membros inferiores.

A maior parte das lesões na dança ocorre nos tornozelos e nos pés. Por isso, o Capítulo 8 destaca o condicionamento das pernas. Existem 26 ossos e 34 articulações no pé, criando assim inúmeras possibilidades de movimento. Essas pequenas articulações são responsáveis por transferências de peso, impulsões e aterrissagens. Se não houver força suficiente nessas articulações, o alinhamento e a técnica serão comprometidos. O Capítulo 8 oferece exercícios específicos para força, alinhamento, equilíbrio e flexibilidade nas pernas, tornozelos e pés.

O Capítulo 9 apresenta exercícios que envolvem várias regiões do corpo. Além do fortalecimento, esses exercícios capacitam seu corpo a trabalhar como uma unidade para manter posições e executar movimentos.

Para tirar proveito dos exercícios deste livro, você deve desenvolver um programa eficaz de condicionamento que leve em conta seus ciclos variáveis de aulas, treinos e tempo de interrupção. Esse pode ser um conceito totalmente novo para você, mas os objetivos aqui são limitar o volume de treinamento ineficaz e melhorar a qualidade do treinamento eficaz. O planejamento de um programa de condicionamento complementar para melhorar sua técnica é discutido no Capítulo 1.

Para progredir como dançarino, você tem de ser organizado e preciso na apresentação global do seu movimento. Seu corpo deve ter uma direção definida no espaço utilizado. Os vários planos imaginários mencionados neste livro podem ajudá-lo a melhorar o delineamento de seus movimentos e tornar a execução da coreografia mais clara e concisa. Se o seu movimento for limpo, ele será mais rítmico e musical. Quer você esteja competindo diante de uma banca de juízes, apresentando-se em um palco ou tendo uma aula de técnica, juízes, espectadores e instrutores desejarão ver apresentações vigorosas e limpas e precisão musical.

Este livro responderá às suas questões sobre como obter um melhor *turnout*, um *développé* mais alto, um *cambré* mais flexível e um melhor *arabesque*. Todos os exercícios fornecem instruções sobre técnicas corretas de respiração e sobre como recrutar os músculos do *core* para melhorar o posicionamento, além de trazer importantes dicas de segurança. As listas de músculos nos exercícios são acompanhadas por ilustrações detalhadas que destacam os músculos nas posições de dança. Você pode, assim, perceber de fato a relação entre o exercício e a posição de dança; e isso se aplica a todas as formas e estilos de dança.

Os exercícios de *Anatomia da dança* o ajudarão a introduzir uma mentalidade mais prática em seu trabalho com a dança, sem comprometer a beleza do padrão artístico. Você pode usar este texto como instrumento para entender as correções e a mecânica de seus próprios movimentos corporais. Este livro irá lhe proporcionar muitos benefícios em seu processo de aperfeiçoamento físico e melhoria das técnicas, de modo que você esteja pronto para o momento em que o diretor o escolher para o papel principal!

AGRADECIMENTOS

Para Bob e minhas lindas filhas, que, com seu amor e paciência, me ensinaram a amar e ser paciente; para meus amados pais e uma de minhas irmãs que nunca verão este livro, desculpem-me por ter demorado tanto; e para minha outra irmã encantadora, cuja criatividade e gentileza completam nossa família.

O campo da medicina da dança tem grande quantidade de talentosos profissionais da saúde dedicados à pesquisa e à educação continuada somente para dançarinos. Sua sabedoria ensina-me o que sei hoje e o que aprenderei amanhã.

Temos diferentes dons, conforme a graça que nos foi concedida. Se o ato de fazer o que se ama é um dom, então sou uma pessoa abençoada. Minha sincera gratidão aos muitos dançarinos com quem tive o prazer de trabalhar durante esse processo:

Adi Almeida, Ballet De Espana
Ally Garcia, McGing Irish Dancers
Andrea Lankester, North Carolina School of the Arts
Andrew Hubbard, Exhale Dance Tribe
Annie Honebrink, Otto M. Budig Academy of Cincinnati Ballet
Anthony Krutzkamp, Cincinnati Ballet
Bonita Brockert, National Dance Council of America
Calvin Thomas Jr., Ballet Austin
Cervilio Miguel Amador, Cincinnati Ballet
Danielle Betscher, Just Off Broadway
Dawn Kelly, Cincinnati Ballet
Diamond Ancion, School for Creative and Performing Arts
Eugene Brockert, Dance, USA
Heather Walter, Wellington Orthopedics
Jill Marlow Krutzkamp, Cincinnati Ballet
Joseph Gatti, Ballet De Espana
Katie Chal, Louisville Ballet School
Kristi Capps, Cincinnati Ballet
Laura Tighe, McGing Irish Dancers
Marisa Gordon, Dance, Etc.
Zach Grubbs, Cincinnati Ballet

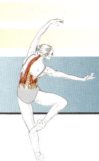

O DANÇARINO EM MOVIMENTO

CAPÍTULO 1

Movimento é qualquer ação física ou mudança de posição. Porém, quando se observa um dançarino em movimento, isso é muito mais que uma mudança física de posição. É uma arte visual vibrante de imagens rápidas criadas por força, equilíbrio e graça. A estética dessa forma de arte não pode ser sacrificada pela análise científica. Contudo, aprender princípios básicos de movimento permitirá que seu corpo se movimente de modo mais eficaz e seguro. Utilizaremos ilustrações de três posições de dança – *jazz layout*, *attitude derrière* e salto espacate (Figs. 1.1, 1.2 e 1.3) – para demonstrar os princípios do movimento neste capítulo.

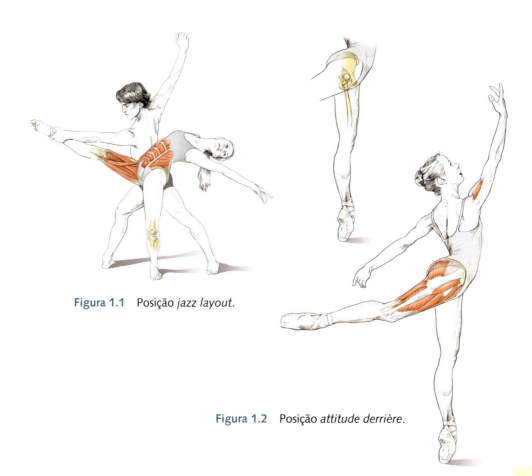

Figura 1.1 Posição *jazz layout*.

Figura 1.2 Posição *attitude derrière*.

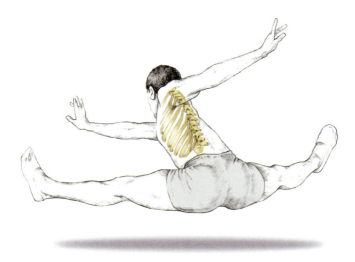

Figura 1.3 Posição salto espacate.

Ossos, articulações e músculos esqueléticos

Para entender o movimento, você precisa ter um conhecimento básico sobre ossos, articulações e músculos. Esses elementos básicos permitem que você produza movimento. Seu corpo possui o incrível dom de desenvolver energia e informação. O conhecimento de como organizar esses elementos básicos proporcionará a você energia pura e aumentará suas habilidades como dançarino.

Ossos

Seu corpo possui 206 ossos, os quais dão suporte e servem como alavancas para seus músculos. Alguns ossos proporcionam proteção para os órgãos internos e alguns são responsáveis por produzir glóbulos vermelhos. Em todo o corpo, você tem ossos longos, curtos e planos que desempenham algum tipo de função no movimento.

O processo do movimento envolve o uso de alavancas. Uma alavanca é uma barra rígida que movimenta um ponto fixo quando uma força (esforço) é aplicada a ele. A força é usada para deslocar uma carga (resistência). Portanto, em seu corpo, as articulações são os pontos fixos, os ossos são as alavancas e a força é a contração muscular. Por exemplo, veja na Figura 1.1 a posição *jazz layout*. Concentre-se no membro inferior que executa o movimento: a articulação do quadril é o ponto fixo, os flexores do quadril representam a força realizada por meio de sua contração, e o fêmur (osso da coxa) é a alavanca. Seus músculos estão fixados aos ossos por meio de tendões e os ossos se conectam uns aos outros através de fortes ligamentos.

Articulações

Articulações são conexões entre dois ossos. Você deve conhecer vários tipos de articulações, mas as esferóideas, os gínglimos e as planas ("deslizantes") são os principais tipos discutidos neste livro. Todos os movimentos que ocorrem nas articulações têm um nome específico, e a maior parte deles ocorre aos pares. Cada par normalmente descreve um movimento no mesmo plano, porém em sentidos opostos. Por exemplo, ao "dobrar" o joelho você executa uma flexão, e ao "retificá-lo" ocorre uma extensão (Tab. 1.1).

As articulações do quadril e do ombro são classificadas como esferóideas. Uma das extremidades do osso tem uma cabeça articular esférica e a do outro, com o qual se articula, tem uma fossa articular em forma de taça. Na articulação do quadril, por exemplo, essa informação é importante para melhorar o *turnout* e o *développé*; esse conceito será explorado mais detalhadamente no Capítulo 6. A articulação do quadril possui uma fossa articular mais profunda, enquanto na articulação do ombro ela é bem mais rasa. Olhe com atenção a Figura 1.2 e observe como a cabeça do fêmur se encaixa no acetábulo na articulação do quadril do membro apoiado no solo (sustentação). Imagine como ocorre o movimento nessa articulação; há um componente rotacional e também flexão e extensão.

As articulações deslizantes são formadas por ossos que apresentam extremidades com superfícies relativamente planas; elas permitem movimentos de pequena amplitude. Por exemplo, as costelas conectam-se às vértebras por meio de articulações planas, como mostrado na Figura 1.3. Note que pode ocorrer muito pouco movimento entre as costelas e as vértebras. Isso é importante para entender a pouca flexibilidade na região torácica da coluna vertebral, que será abordada melhor no Capítulo 2.

Tabela 1.1   Movimentos articulares

Ação	Movimento	Exemplo
Flexão	"Dobrar" uma articulação	Flexão do quadril: a região anterior do quadril dobra-se no *grand battement devant*
Extensão	"Retificar" uma articulação	O cotovelo estende-se na posição de flexão no solo
Abdução	Afastar do centro	Braços à *la seconde*: movimento a partir dos lados do corpo para a segunda posição
Adução	Aproximar do centro	*Assemblé*: aproximação dos membros inferiores
Rotação lateral	Rodar "para fora"	*Turnout*: *grand plié* em segunda posição
Rotação medial	Rodar "para dentro"	A articulação do ombro roda medialmente para apoiar a mão no quadril
Flexão plantar	Abaixar a planta do pé	*Relevé* na ponta
Dorsiflexão	Levantar o dorso do pé	Apoio do calcanhar no solo, levantando o antepé

Uma articulação do tipo gínglimo ocorre entre um osso que apresenta uma discreta concavidade e outro com uma extremidade convexa. O joelho poderia ser descrito como uma articulação do tipo gínglimo. Quando o joelho flexiona e estende, basicamente ocorre movimento em um plano. Como será estudado mais adiante neste livro, o joelho também executa um pequeno movimento de rotação[1]. Observe a Figura 1.1 – o membro de apoio está com o joelho flexionado, enquanto no membro de movimento ele está estendido.

Músculos esqueléticos

Os músculos esqueléticos iniciam o movimento do esqueleto; eles possuem compartimentos delimitados por septos de tecido conectivo que contêm células (fibras) musculares, tecido fibroso e muitas fibras nervosas. Quando os nervos recebem "ordens" do encéfalo, ocorre uma reação química para que o músculo se contraia. Cada músculo tem um ponto de origem em um osso e um ponto de inserção em outro[2]. Basicamente, durante a contração, as fibras musculares se retraem e tendem a puxar as duas extremidades em direção ao centro.

A reação dos músculos aos estímulos depende de suas características. Há basicamente dois tipos de fibras em cada músculo: de contração lenta, ou tipo I, e de contração rápida, ou tipo II. As fibras do tipo I contraem-se lentamente e têm alta resistência à fadiga. São usadas principalmente para posicionamento e postura e para atividades aeróbicas. As fibras do tipo II contraem-se mais rapidamente e têm baixa resistência à fadiga. Podem gerar mais potência que as fibras do tipo I. O *petit allegro*, ou movimentos anaeróbicos curtos, utiliza principalmente fibras de contração rápida. A maioria dos bailarinos tem maior porcentagem de fibras de contração lenta, enquanto dançarinos que possuem aspecto mais corpulento ou musculoso têm maior porcentagem de fibras de contração rápida. Independentemente do nível de intensidade da dança que você pratica, as fibras de contração lenta serão recrutadas primeiro, seguidas pelas fibras de contração rápida.

Todos os seus músculos têm capacidade de se contrair, ou criar tensão, de diversas maneiras. A contração dinâmica é qualquer tipo de tensão em que há alteração do comprimento de um músculo. Isso certamente produzirá movimento em uma articulação. Os dois tipos de contração dinâmica são concêntrica e excêntrica. A contração concêntrica é tipicamente o encurtamento de um músculo para gerar movimento, e a contração excêntrica envolve o alongamento do músculo. Durante o *pointe tendu*, conforme o membro inferior se afasta de seu centro e você fica na ponta do pé, os músculos da panturrilha encurtam-se, criando uma contração concêntrica. Quando seu pé retorna à posição inicial, os músculos da panturrilha começam a se alongar. Durante essa fase de retorno, os músculos da panturrilha trabalham de modo excêntrico. A importância disso torna-se evidente especialmente na aterrissagem depois de

---

1 N.T.: Por isso, muitas vezes, o joelho é classificado como articulação bicondilar. Nas articulações do tipo gínglimo observamos somente movimentos de flexão e extensão, como entre as falanges ou entre o úmero e a ulna.
2 N.T.: Atualmente, há uma tendência a utilizar os termos inserção (proximal e distal, medial e lateral etc.) para os pontos de fixação outrora denominados origem e inserção, visto que, de acordo com o movimento, a origem (ponto fixo) pode se tornar inserção (ponto móvel) e vice-versa.

um salto. A contração excêntrica dos músculos ajudará a desacelerar seu corpo contra a força da gravidade durante a aterrissagem. Enquanto você trabalha duro a fim de desenvolver força e potência para saltar mais alto, também precisa trabalhar para aperfeiçoar o controle, de modo a reduzir o risco de lesão e tornar a fase de retorno mais suave e coordenada.

Outro tipo de contração que gera tensão no músculo, mas não altera seu comprimento, é a contração isométrica (também denominada estática). Contração isométrica significa comprimento idêntico – o músculo se contrai, gera tensão, mas não há movimento articular. Assim, quando executa um *relevé* em primeira posição e o mantém, você realiza, nessa última fase, uma contração isométrica em todos os músculos dos membros inferiores. Eles se contraem de modo concêntrico para levantá-lo e, em seguida, o mantêm na posição isometricamente.

Quando seus músculos se contraem para produzir movimento, vários músculos trabalham em conjunto para atingir esse objetivo. Todos os movimentos de dança são cuidadosamente controlados porque os músculos trabalham muito bem em conjunto. Os músculos esqueléticos são divididos em quatro categorias distintas: agonistas, antagonistas, sinergistas e estabilizadores.

- **Agonistas.** Os músculos que se contraem para produzir um determinado movimento são os motores, ou agonistas. Os agonistas mais eficientes para gerar movimento são denominados motores primários. Por exemplo, a ação de ficar na ponta do pé é propiciada pelos músculos gastrocnêmio e sóleo como motores primários, porém outros músculos, chamados de motores secundários, também ajudam.

- **Antagonistas.** Os músculos que se opõem aos motores primários são denominados antagonistas. De certo modo, eles relaxam e se alongam enquanto os motores primários estão contraindo, mas outras vezes podem contrair-se com os motores primários gerando uma cocontração. Como você pode imaginar, os agonistas e antagonistas se localizam opostos entre si. Observe o membro inferior de movimento em *attitude derrière* da Figura 1.2. Os agonistas são os músculos isquiocrurais e glúteos, que se contraem para deslocar o membro para trás na extensão do quadril. Os antagonistas são os flexores do quadril, ou seja, os músculos situados na região anterior do quadril e da coxa. Eles são alongados enquanto os motores se contraem. Agora imagine um *grand plié* em segunda posição. Durante a subida, os quadríceps femorais (agonistas) se contraem para estender o joelho, mas os isquiocrurais (antagonistas) também podem se contrair, de modo a gerar uma cocontração e melhorar a sustentação para a articulação do joelho.

- **Sinergistas.** Músculos sinergistas podem ser confusos, portanto, vamos analisá-los com cuidado. Esses músculos têm duas funções: podem gerar ou neutralizar um movimento. O mais importante é você saber que os músculos sinergistas se contraem para ajudar a definir o movimento. Eles podem neutralizar qualquer força em direção indesejada. Assim, na Figura 1.2, concentre-se no membro superior direito. Ao levantar vigorosamente esse membro, flexionando-o na articulação do ombro, o que ajuda a impedir que o úmero (osso do braço) se separe da escápula (osso do ombro)? Um pequeno músculo oculto sob o peitoral maior denominado coracobraquial revela qualidades sinérgicas ao contrair-se para ajudar a controlar o movimento do úmero em relação à escapula. Embora os motores primários recebam todo o crédito, os sinergistas ajudam os agonistas a manter o movimento suave e coordenado.

- **Estabilizadores.** Músculos capazes de fixar uma articulação são denominados estabilizadores. Isso é importante e será recapitulado várias vezes em todo este livro e nos exercícios. Os estabilizadores servem como âncoras; são capazes de fixar uma articulação para que outros movimentos possam ocorrer. Na Figura 1.2, o que mantém a coluna vertebral estabilizada? Os músculos do abdome contraem-se para estabilizá-la; sem essa contração, o impulso e a força do membro inferior que se desloca para trás desestabilizariam a coluna. Você está treinando tanto o membro inferior responsável pela maior parte do movimento que se esquece da importância dos músculos que produzem estabilidade e o mantêm fixo para que esse movimento ocorra.

Planos de movimento

Movimento significa mudança de posição e é criado pela força. Para você, os esforços coordenados do corpo e da mente criam a força. Portanto, vamos começar focando os esforços de seu corpo e nos familiarizando com alguns termos anatômicos de posição utilizados neste livro. Quando um músculo se contrai, produz movimento em uma articulação, e uma articulação é a conexão entre os ossos – não é fácil desse modo? A dança move você em diferentes direções, padrões e formas. Você pode entender melhor esses movimentos dividindo o corpo em três planos imaginários: frontal (vertical), sagital e transversal (horizontal), que serão descritos em breve. O aprendizado de uma coreografia desafiadora e de como executar um movimento bem delineado vem de um melhor entendimento sobre como seu corpo se move no espaço. Veja na Figura 1.4 esses três planos que atravessam seu corpo. Eles correspondem às três dimensões no espaço.

Já que você pode mudar sua orientação no espaço e seus membros podem mudar de posição, é importante sistematizar os termos de posição e direção de movimento e referir-se ao seu corpo levando em conta uma posição anatômica padrão, repre-

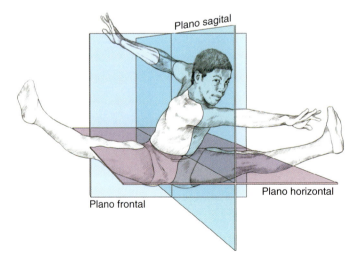

Figura 1.4 Os três planos de movimento.

sentada na Figura 1.5. Nessa posição, o indivíduo está com a face voltada para a frente, os pés confortavelmente paralelos, os membros superiores estendidos ao lado do corpo e as palmas das mãos voltadas para a frente. Todos os movimentos direcionais do corpo podem ser executados tendo como referência inicial essa posição padrão, e toda a terminologia anatômica também é baseada nela (Tab. 1.2).

Agora visualize seu corpo em posição anatômica com vários planos imaginários atravessando-o. Você está dividido em partes superior e inferior por um plano horizontal, em metades direita e esquerda por um plano sagital, e em partes anterior e posterior por um plano frontal. Assim, ao deslocar seu membro superior da primeira posição embaixo (*en bas*) até a quinta posição no alto, você está movimentando-o no plano sagital. Esse movimento tem um propósito – é executado de modo eficiente em um plano imaginário até a quinta posição mais alta, sem nenhum desvio e nenhum outro movimento associado. Ao executar um *cambré* lateral, você se movimenta no plano frontal diretamente para o lado, sem qualquer movimento inútil, como se estivesse inclinando-se para o lado apoiado em uma vidraça imaginária. Em vários movimentos do hip-hop, as coxas rodam medial e lateralmente no quadril – esses movimentos ocorrem no plano horizontal. O mesmo ocorre ao girar o corpo na cintura: seu tronco se movimenta no plano horizontal. Observe o salto espacate na

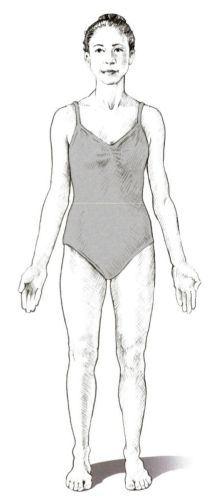

Figura 1.5 Posição anatômica padrão.

Figura 1.3. Em qual plano os membros inferiores estão se movimentando? No plano frontal. Se um dos membros inferiores estivesse posicionado um pouco mais à frente, o movimento não progrediria com a definição desejada. Você precisaria repetir esse salto espacate até conseguir executá-lo de modo correto. A repetição e o treinamento exagerado por não conhecer a posição correta dos membros inferiores poderiam levar a uma lesão por sobrecarga.

Conexões conscientes

Sua mente desempenha um papel importantíssimo na anatomia da dança e na melhora da técnica. Imaginar-se se movendo mais rápido ou levantando as pernas mais alto é parte do que faz um dançarino em movimento, assim como entender o movimento proporcionado pelo músculo primário. A visualização também pode ser um instrumento para ajudá-lo a dançar de modo mais eficaz. Quantas vezes você pratica o

Tabela 1.2 Termos anatômicos de posição e direção

Termo	Definição
TERMOS DE POSIÇÃO	
Posição anatômica	Em pé com os pés e as palmas das mãos voltados para a frente
Supino	Em decúbito dorsal (deitado "de costas")
Prono	Em decúbito ventral (deitado "de frente")
TERMOS DE DIREÇÃO	
Superior	Acima ou em direção à cabeça
Inferior	Abaixo ou em direção aos pés
Anterior	Parte da frente ou à frente de
Posterior	Parte de trás ou atrás de
Medial	Mais próximo do plano mediano ou em direção à linha mediana
Lateral	Mais afastado do plano mediano ou em direção ao lado do corpo
Proximal	Mais próximo da raiz do membro, tronco ou centro do corpo
Distal	Mais afastado da raiz do membro, tronco ou centro do corpo
Superficial	Mais próximo da ou na superfície do corpo
Profundo	Mais afastado da superfície do corpo
Palmar	Face anterior da mão em posição anatômica
Dorsal (para mãos e pés)	Face posterior da mão em posição anatômica; face superior do pé em posição anatômica (ereto)
Plantar	Face inferior do pé em posição anatômica (ereto)

Reproduzido com permissão de K. Clippinger, 2007, *Dance anatomy and kinesiology* (Champaign, IL: Human Kinetics), 18.

développé? Quantas vezes você sente uma tensão súbita na coxa e ansiedade porque é incapaz de levantar mais alto o membro inferior? Imagine como seria se soubesse quais músculos você precisaria contrair, alongar e estabilizar sem sentir essa tensão. Imagine seu membro inferior sendo elevado ainda mais alto sem ansiedade. Isso é possível ao utilizar a mente junto com a capacidade física.

Visualização

Visualização, imaginação e *estimulação mental* são termos utilizados para descrever a criação de uma imagem em sua mente sem realizar qualquer atividade física. Há muitos tipos de representação mental, mas neste livro vamos nos ater às práticas básicas de visualização para melhorar o desempenho. Você pode utilizar imagens positivas simples e procurar manter um centro calmo para liberar tensões indesejáveis. Visualize exatamente o que deseja que seu corpo faça e mantenha o pensamento positivo. Eric Franklin é um mestre da visualização; adoro o termo que ele utiliza, *seed imagery* – semear um pensamento intuitivo e deixar brotar a imagem para aumentar o desempenho. Quando executa várias vezes as mesmas ações (na aula e no ensaio), você induz alterações fisiológicas e aumenta a precisão. Em um local silencioso, dedique um pouco do seu tempo todos os dias para fechar os olhos e simplesmente ouvir sua respiração. Agora, imagine o dançarino que deseja ser e visualize-se realizando movimentos com naturalidade. Perceba como seus movimentos são precisos e bem definidos. Continue a visualizar quanto controle você tem em cada combinação que realiza. Você pode ver isso em sua mente, pode ouvir a música tocando e pode sentir seu corpo executando as sequências com detalhes. Agora, tudo que tem a fazer é *praticar*! Esqueça as outras coisas e concentre-se na técnica. Você está treinando a relação entre sua mente e seus músculos. Eles devem trabalhar juntos para ajudá-lo a atingir seus objetivos.

Alívio da tensão

O seu estado de espírito definitivamente influenciará o resultado de seu trabalho. Se você se preparar para uma pirueta com tensão na parte superior do corpo, ansioso por ter de executá-la duas vezes e preocupado em não perder o equilíbrio, como será possível girar? Visualize belos giros múltiplos ao redor de um eixo firme, porém tranquilo, e respire! Execute a pirueta com naturalidade, tenha prazer ao fazê-la, elimine os medos, use o ritmo para ajudá-lo e *gire*!

Pesquisas têm buscado comprovar a conexão entre estresse e lesão. Você busca perfeição e vai além de seus limites. A dança, como qualquer outro esporte, requer níveis intensos de treinamento e condicionamento para manter o mais alto grau de desempenho físico. Ao deixar a ansiedade da competição ou o medo do fracasso dominarem sua mente, você perde a capacidade de superação e aumenta o risco de sofrer lesão. Quando não consegue manter-se motivado, você causa distúrbios de atenção e perda momentânea de consciência e corre o risco de sofrer uma lesão aguda. Todos esses estressores também podem levar à hesitação, à debilidade na capacidade de equilíbrio e à tensão muscular indesejada.

Os melhores dançarinos mantêm um contínuo pensamento saudável e positivo para criar motivação e encorajamento. Essa conversa consigo mesmo pode reduzir a tensão e criar naturalidade em seu movimento. Lembre-se de que você está construindo uma conexão saudável entre sua mente e seu corpo. Aceite-se e ame a dança – é muito fácil! Seja firme e diga a si mesmo que é possível. Infelizmente, você pode ter muitas críticas e dúvidas; se você adora dançar e quer melhorar, deve acabar com a negatividade e a insatisfação consigo mesmo. Pare de afirmar que não pode realizar algo ou que determinado movimento é muito difícil.

Exercícios com enfoque na dança

Há uma clara relação entre cada exercício e as ilustrações dos capítulos. Em todos os exercícios, visualize suavidade e equilíbrio em seu pescoço, estabilidade em seu *core*, e deixe que essas habilidades apareçam em sua técnica. Por exemplo, ao realizar os exercícios para os membros inferiores, visualize uma grande mobilidade articular, sem tensão, em seus quadris. Lembre-se de criar imagens positivas e breves. Depois de praticar as habilidades de visualização durante os exercícios, mentalize essas imagens breves antes das aulas, dos ensaios e das apresentações. Perceba como você melhora sua habilidade e como trabalha de modo mais eficaz com menor desconforto muscular. Continue praticando a visualização positiva. São exercícios para sua mente e requerem prática. Não deixe os pensamentos negativos voltarem e arruinarem sua técnica. Cada capítulo tem uma seção chamada Exercícios com enfoque na dança, que irá orientá-lo a aplicar essas habilidades aos exercícios do capítulo.

Benefícios cardiorrespiratórios

Embora os exercícios específicos para dança sejam o foco deste livro, os benefícios do condicionamento cardiorrespiratório não podem ser menosprezados. Cada vez mais pesquisas médicas no campo da dança têm mostrado que a capacidade cardiorrespiratória de dançarinos é similar à de outros atletas que praticam esportes que não são de resistência. Ensaios e apresentações duram apenas breves períodos; esse tipo de exercício é considerado treinamento anaeróbico. O treinamento aeróbico é necessário para melhorar a saúde cardiorrespiratória, pois aprimora a circulação sanguínea e o suprimento de oxigênio para as células. O treinamento aeróbico aumenta o tamanho do coração e, assim, permite bombear maior volume de sangue para o corpo. O condicionamento cardiorrespiratório possibilita um melhor transporte de oxigênio e um aumento dos níveis de resistência. Alta resistência cardiorrespiratória reduz as fadigas física e mental, que também podem causar lesão. Você pode melhorar sua resistência cardiorrespiratória treinando em um aparelho elíptico, esteira, bicicleta ergométrica ou nadando três ou quatro vezes por semana.

Princípios do condicionamento

Você deve se familiarizar com alguns princípios a fim de definir e intensificar seu plano de condicionamento. Além de aumentar a força muscular, você também aumentará a resistência nos tendões e ligamentos.

- **Princípio da sobrecarga.** Se você deseja aumentar a força, deve continuar a trabalhar o grupo muscular visado além de sua carga normal. Os exercícios são executados com contração máxima por toda a amplitude de movimento. Normalmente, esse tipo de treinamento utiliza poucas repetições e mais resistência e trabalha seus músculos até a fadiga.
- **Princípio da reversibilidade.** Refere-se à perda rápida de força depois de interromper o condicionamento. A fim de manter seu nível de condicionamento físico, continue com o condicionamento específico para dança pelo menos quatro vezes por semana se não estiver dançando em decorrência de férias ou de um período de inatividade. (O condicionamento consiste nos exercícios apresentados neste livro.)
- **Princípio da especificidade.** Está relacionado ao condicionamento dos músculos específicos para dança que são necessários para melhorar sua técnica. A fim de tornar o condicionamento eficaz para a dança, você deve trabalhar especificamente os músculos utilizados na dança, como se seus exercícios fossem uma dança!

- **Alinhamento.** Todas as repetições devem ser executadas sem sacrificar o alinhamento, o controle do *core* ou a respiração adequada. Seu objetivo é trabalhar de modo eficaz. Ao perceber que seu alinhamento começa a ficar deficiente, pare, reorganize-se e, em seguida, comece novamente. Durante a realização de cada exercício, dê ênfase ao movimento do músculo principal, porém perceba como ele afeta todo seu corpo.
- **Aquecimento e resfriamento.** Cada sessão de condicionamento deve começar com um aquecimento básico para aumentar o fluxo sanguíneo, acelerar sua respiração e elevar levemente sua temperatura corpórea. Os exercícios serão mais eficazes se você estiver aquecido. Reserve 10 minutos para realizar os exercícios do Capítulo 2 para concentrar-se e, em seguida, execute uma corrida leve na esteira. Um resfriamento adequado depois do condicionamento permite que o corpo retorne ao estado de repouso. Pode durar cerca de 10 minutos e incluir os exercícios de respiração do Capítulo 3. Você também pode adicionar um alongamento leve, que reduzirá as dores musculares.

Cada exercício tem um objetivo específico, porém todos requerem controle durante toda a amplitude do movimento. Evite iniciar o movimento com impulso e, em seguida, permitir que a força da gravidade ou a falta de percepção encerrem o movimento. Comece cada exercício com controle preciso e lento, mantendo-o até o final.

Seu programa de aquecimento, resfriamento e exercícios deve durar cerca de 50 minutos. Cada capítulo permite que você trabalhe grupos musculares específicos para aumentar a intensidade e a profundidade da conscientização. Concentre-se no alinhamento seguro do esqueleto, enfatizado em todo este livro.

Padronizar um programa de condicionamento com durações, repetições, séries e intensidades específicas é praticamente impossível porque as opiniões dos especialistas variam. Para os objetivos deste livro, realize três séries de cada exercício com dez a doze repetições, a menos que seja dada outra instrução. No entanto, pode requerer certa prática determinar suas necessidades pessoais. Se estiver tentando desenvolver força, você deve realizar contração muscular máxima em toda a amplitude de movimento e sobrecarregar o músculo de modo progressivo. Em alguns exercícios deste livro são usadas faixas de resistência ou pequenos pesos para obter resistência progressiva, mas o objetivo é manter o alinhamento ideal. Você pode aumentar um pouco a resistência quando o alinhamento estiver seguro e o exercício não for mais tão difícil. A ênfase deve estar na qualidade do movimento.

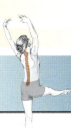

COLUNA VERTEBRAL

Sua coluna vertebral é capaz de gerar movimentos multidirecionais que o tornam capaz de executar vários estilos de dança com fluidez e suavidade. Sua coluna pode caracterizar-se pela flexibilidade, necessária para várias combinações contemporâneas, ou pode ter um aspecto mais rígido e estável, porém elegante, para execuções com parceiro. A postura de balé pode exigir que sua coluna seja forte, mas tenha um aspecto elegante e elevado. Tudo isso depende da posição, do equilíbrio e da organização das contrações musculares. Para melhorar a posição do corpo, você precisa de bom equilíbrio das ações musculares para manter o alinhamento adequado de sua coluna. Este capítulo apresenta os músculos associados à posição ideal da coluna vertebral. A dança pode sobrecarregar bastante seu dorso, especialmente os segmentos que possuem mais mobilidade. Aprender a utilizar toda a coluna e equilibrar a estabilidade e a flexibilidade pode melhorar suas habilidades e reduzir o risco de lesão.

Seu esqueleto axial é constituído pelo crânio, pela coluna vertebral, pelas costelas e pelo sacro[1]. Em anatomia, axial refere-se à direção anatômica; no sistema esquelético, refere-se aos ossos dispostos ao longo do eixo longitudinal do corpo. Não se esqueça de que para realizar um movimento contra a resistência da força da gravidade você precisa aumentar o comprimento, ou gerar um alongamento axial, de sua coluna vertebral ao mesmo tempo em que a estabiliza com o objetivo de obter posição e sustentação.

Coluna vertebral

A coluna vertebral é um pilar constituído por 33 ossos resistentes denominados vértebras, as quais se conectam ao crânio, ombros, costelas, quadris e membros inferiores; ela é o centro do seu esqueleto. As vértebras também envolvem e protegem a medula espinal, a qual transmite os impulsos que controlam todos os movimentos voluntários e involuntários. Esses ossos são interconectados por pequenas bolsas resistentes de fibrocartilagem, com líquido em seu interior, denominadas discos intervertebrais, que proporcionam sustentação às vértebras e um pequeno amortecimento. Os discos intervertebrais ajudam a absorver impactos, especialmente na execução de saltos e movimentos de levantamento. Os movimentos combinados entre todas as vértebras tornam a coluna flexível como um todo. Apesar de um amplo movimento de *cambré* (arqueado) parecer maravilhoso, a tendência é hiperestender o pescoço e a região lombar sem tentar incluir qualquer movimento eficaz da parte torácica da coluna vertebral. A transmissão uniforme de forças permite que toda a coluna trabalhe para

---

1 N.T.: Não devemos nos esquecer de que o sacro, assim como o cóccix, são vértebras fundidas que compõem a porção inferior da coluna vertebral. Fazem parte também do esqueleto axial o osso hioide, situado no pescoço, e o esterno, localizado no tórax.

você. A utilização apenas do pescoço ou da região lombar causará mais estresse físico nessas áreas específicas e, consequentemente, retesará e enfraquecerá o restante da coluna. Isso é particularmente importante na região lombar; se forças como a da gravidade e a de compressão forem transmitidas apenas através da porção inferior da coluna, você irá sobrecarregar essa região, aumentando o risco de fraturas, lesão no tecido mole e degeneração discal.

Sozinhas, as vértebras não podem manter seu alinhamento vertical; elas são sustentadas por um sofisticado sistema de ligamentos. Os principais meios de ligação são os ligamentos longitudinais anterior e posterior. Esses ligamentos são faixas contínuas que se estendem pelas regiões anterior e posterior da coluna vertebral. Basicamente, todas as vértebras têm os mesmos padrões estruturais: um corpo vertebral, o forame vertebral, um processo espinhoso e dois processos transversos (Fig. 2.1). O corpo vertebral sustenta o peso da região do corpo situada acima dele, o forame fornece espaço para alojar a medula espinal, e os processos são locais para fixação de vários músculos e ligamentos. O local em que um processo se articula com seu vizinho forma uma faceta de articulação plana. Nessas pequenas articulações, os processos das vértebras são planos e cada superfície deve deslizar suavemente contra a outra quando você roda ou inclina o tronco. Lesões nessas pequenas articulações geralmente são causadas por movimentos descontrolados e repetitivos que produzem assimetria.

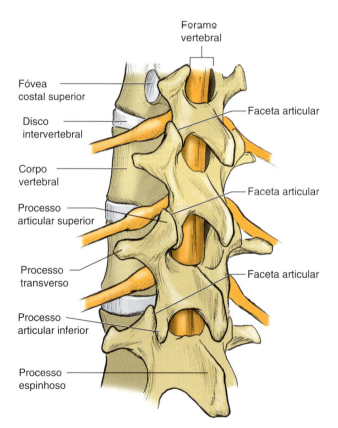

Figura 2.1 Estrutura anatômica das vértebras.

Quando essas pequenas articulações não deslizam de modo suave, seu movimento torna-se limitado e rígido. Isso causa dor e possíveis compensações. Ao realizar os exercícios a seguir, visualize esse efeito de deslizamento suave entre todas as vértebras e assimile-o com cautela.

Partes da coluna vertebral

Sua coluna possui três divisões principais: cervical, torácica e lombossacral[2]. Observe com atenção todas as partes da coluna na Figura 2.2 e como as vértebras estão organizadamente superpostas. A ótima saúde da coluna vertebral depende da existência de discretas curvaturas naturais apropriadas para o equilíbrio e a estabilidade postural.

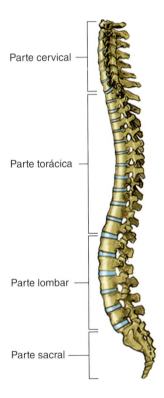

Figura 2.2 As três regiões da coluna vertebral: cervical, torácica e lombossacral.

Parte cervical

O pescoço, ou parte cervical da coluna, possui sete vértebras, além de ligamentos, tendões e ventres musculares. Ele sustenta a cabeça, que pode pesar cerca de 6 kg. As vértebras cervicais são designadas de C1 a C7. A parte cervical é relativamente flexível

---

2   N.T.: Apesar de a autora dividir a coluna vertebral em três regiões, ela possui anatomicamente cinco partes: cervical, torácica, lombar, sacral e coccígea.

e frágil porque as vértebras são um pouco menores que as demais. As duas primeiras vértebras despertam bastante atenção. A C1 é denominada atlas (Atlas sustentava os céus na mitologia grega); é literalmente um anel ósseo responsável por sustentar o crânio. A vértebra C2 é chamada de áxis e possui uma pequena projeção óssea que se estende superiormente para o interior do anel da C1, criando um pivô para rotação entre essas duas vértebras. Isso gera um movimento para inclinação e rotação da cabeça. A tensão física na região cervical da coluna pode reduzir a eficiência do movimento da cabeça durante o giro. Imagine sua cabeça centralizada e equilibrada sobre C1 e C2. Se ela estiver equilibrada, os músculos do pescoço que controlam o movimento poderão trabalhar com facilidade. Sempre que sua cabeça sai desse estado de equilíbrio, os músculos que se opõem a esse movimento trabalham demasiadamente para tentar manter o alinhamento. A posição da cabeça é um importante fator que contribui para a estética da parte superior do corpo em todas as posições e coreografias.

Parte torácica

Descendo pela coluna vertebral, o tamanho das vértebras aumenta. A parte torácica da coluna contém doze amplas vértebras, T1 a T12. Nessa região, as costelas conectam-se às superfícies laterais das vértebras. O aumento do tamanho das vértebras com as costelas articuladas gera perda de flexibilidade e mobilidade nessa região, denominada caixa torácica. O princípio do movimento executado em toda a coluna vertebral continuará a criar mobilidade ao longo da região torácica. Todos os exercícios deste capítulo são projetados para que você se concentre no alongamento axial em todos os planos de movimento, desenvolvendo a maior curva possível.

Partes lombar e sacral

A parte lombar da coluna possui cinco vértebras (L1 a L5) e constitui uma área mais flexível do que a região torácica. Essa região suporta a maior parte do esforço. É importante lembrar que os segmentos mais inferiores da coluna vertebral têm a capacidade de realizar mais extensão que rotação, o que pode criar uma força de cisalhamento – ou seja, as vértebras podem deslizar em um padrão anterior e posterior, produzindo um deslizamento excessivo desnecessário ou um movimento do tipo cisalhamento. Com o tempo, esse movimento incompatível pode desgastar os discos intervertebrais e enfraquecer os ligamentos, aumentando de modo significativo o risco de lesão na região lombar. A educação básica da coluna, a consciência da posição corporal e a capacidade de aplicar o trabalho de fortalecimento abdominal em seus movimentos vertebrais reduzirão o risco de lesões lombares.

Também há grande movimento entre a última vértebra lombar e o sacro, o qual possui formato triangular e é composto de cinco vértebras fundidas (S1 a S5). Ele suporta o peso da parte superior do corpo, transferindo-o ao cíngulo do membro inferior. Sabendo que a região inferior da coluna tem mais flexibilidade na extensão e sustenta a maior parte do peso, você pode compreender os benefícios do fortalecimento do *core* e da região lombar para melhorar a posição corporal e reduzir o risco de lesão. Mais adiante descreveremos a importância da musculatura do *core* na seção Coluna neutra, porém esse tema será discutido com mais detalhes no Capítulo 4.

Equilíbrio muscular

Esta seção apresenta os músculos que desempenham um papel no posicionamento correto da coluna vertebral e continuaremos a detalhá-los no restante do livro. Os músculos primários situados anteriormente à coluna vertebral são o reto do abdome, que se estende das costelas II a V até o púbis, e os oblíquos interno e externo do abdome, que também conectam as costelas à pelve. O músculo mais profundo da parede abdominal é o transverso do abdome, um músculo principalmente postural e muito importante para a estabilidade da coluna. Esse músculo, cujas fibras estão horizontalmente dispostas, conecta as seis costelas mais inferiores (VII a XII) à pelve. Outro músculo associado ao posicionamento da coluna vertebral é o iliopsoas, o qual está diretamente inserido na parte inferior da coluna, na pelve e no fêmur. A debilidade ou o encurtamento do iliopsoas podem gerar instabilidade na região inferior da coluna. (Esse músculo será descrito com mais detalhes no Capítulo 6.) O exercício isométrico para o flexor do quadril, na página 26, ajuda a localizar e contrair esse músculo sem causar instabilidade na região lombar.

A região posterior da coluna vertebral é sustentada pelo músculo eretor da espinha e pelos multífidos (mais profundos), que se estendem da pelve à base do crânio. Os multífidos também são extremamente importantes para melhorar a postura corporal – quando contraídos, eles proporcionam controle do tronco e estabilidade da coluna pela discreta compressão ao longo da coluna vertebral.

Nesse momento, apresentamos o assoalho pélvico do corpo, que fornece uma forte base de sustentação para a região inferior da coluna e a pelve. Embora isso seja mais detalhado no Capítulo 3, note que o assoalho pélvico está fixado na base da pelve e no sacro, situado na extremidade inferior da coluna. O exercício de compressão isquiática, na página 30, ensina a contrair esses músculos e usá-los para melhorar o posicionamento.

Nas laterais do tronco, os músculos quadrados do lombo estendem-se da última costela à crista ilíaca e região inferior da coluna. Esse músculo ajuda a flexionar lateralmente e a estender a região lombar, porém, quando encurtado, pode elevar a pelve ou inclina-la para o lado, especialmente durante movimentos do tipo chute alto. Um equilíbrio saudável entre força e flexibilidade em todos os lados da coluna vertebral fornece a sustentação necessária para obter uma posição corporal com bom alinhamento.

Coluna neutra

A coluna vertebral é capaz de realizar flexão, extensão, flexão lateral, rotação e várias combinações desses movimentos, possibilitando a execução de qualquer tipo de coreografia. Quatro curvaturas no plano sagital desempenham um papel importante na postura corporal (Fig. 2.3). Nas partes cervical e lombar, as curvaturas são côncavas (deslocam-se para a frente), enquanto as curvaturas torácica e sacral são convexas (posicionadas em sentido contrário). Nessas curvaturas, os discos intervertebrais amortecem a carga que incide em suas vértebras. A alteração das curvaturas para o posicionamento do corpo causa estresse excessivo nos discos e atividade muscular desnecessária para manter esse desalinhamento.

As habilidades para posicionar favoravelmente o corpo provêm do desenvolvimento de força e estabilidade ao longo da coluna vertebral, ao mesmo tempo em que as curvaturas naturais são mantidas intactas. Isso é conhecido como postura neutra, coluna

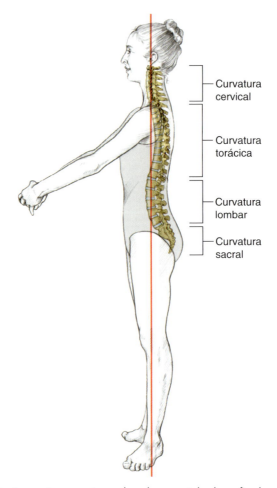

Figura 2.3 As quatro curvaturas da coluna vertebral e o fio de prumo.

neutra ou pelve neutra. Dançar com alongamento axial enquanto mantém neutras as curvaturas naturais gera menos estresse nos discos intervertebrais e nas vértebras. Você sabe que uma coreografia desafiadora requer que sua coluna se movimente em todas as direções e em combinações de todas essas direções; todavia, um bom dançarino pode controlar a coluna durante os movimentos desafiadores. Na página 20, o exercício de estabelecimento da postura neutra tem como objetivo ajudá-lo a encontrar a posição natural da pelve neutra.

Observando seu corpo em vista lateral, você deveria ser capaz de traçar uma linha imaginária do centro da orelha até o maléolo lateral, sem qualquer desvio. Essa linha é denominada fio de prumo (Fig. 2.3). Conforme se estende inferiormente, essa linha deveria atravessar o centro do ombro, o centro do trocanter maior no quadril e seguir até o joelho. A partir daí, o fio de prumo deveria continuar até o maléolo lateral, sem desvios. Você também deveria conseguir obter esse alinhamento tanto com os membros inferiores paralelos quanto com os pés voltados para fora (abduzidos).

Infelizmente, alguns dançarinos têm dificuldade de manter a posição neutra ou natural da região lombar. A parte lombar da coluna vertebral pode ser levemente estendida, criando uma lordose (curvatura excessiva em extensão). Há várias causas de lordose lombar. Uma delas é a debilidade da parede abdominal, que deixa a porção inferior da coluna sem sustentação, levando ao arqueamento dessa região. Outra causa pode ser o encurtamento dos músculos posteriores da coluna, o que traciona a porção inferior da coluna, arqueando-a. Ou ainda os músculos iliopsoas podem estar encurtados, tracionando também a parte lombar da coluna para essa posição lordótica.

Exercícios com enfoque na dança

Ao executar as séries de exercícios a seguir, lembre-se de trabalhar com alongamento axial. É importante que a parte cervical da coluna seja uma extensão da parte torácica. Por exemplo, os exercícios que envolvem flexão da coluna devem possibilitar que sua parte cervical termine o arco iniciado na parte torácica. Observe o abdominal isométrico na página 24. Não deve ocorrer uma flexão excessiva no pescoço na tentativa de forçar um maior movimento do dorso. O mesmo princípio de alongamento axial é válido para o movimento de extensão da coluna. O pescoço deve ser uma elegante continuação do arco criado na região média da coluna vertebral.

Agora observe o modelo de coluna neutra e veja como a coluna vertebral está disposta; perceba seu alinhamento. As curvaturas discretas da coluna estão intactas e sustentadas. A cabeça está naturalmente equilibrada na extremidade superior da parte cervical da coluna. Observe o equilíbrio entre os músculos anteriores e posteriores à coluna vertebral. Imagine como os músculos multífidos atuam comprimindo gentilmente sua coluna para dar sustentação. O quadrado do lombo, situado em ambos os lados da porção inferior da coluna, mantém um equilíbrio saudável entre as costelas e a pelve. Se você conseguir visualizar os iliopsoas conectando a porção inferior da coluna às coxas, e o assoalho pélvico contraindo-se para estabilizar a base da coluna, já estará começando a melhorar sua postura. Ao incorporar equilíbrio, na verdade você precisará de menos ação muscular global e terá criado uma área de trabalho excelente para o funcionamento de sua coluna.

Estabelecimento de postura neutra

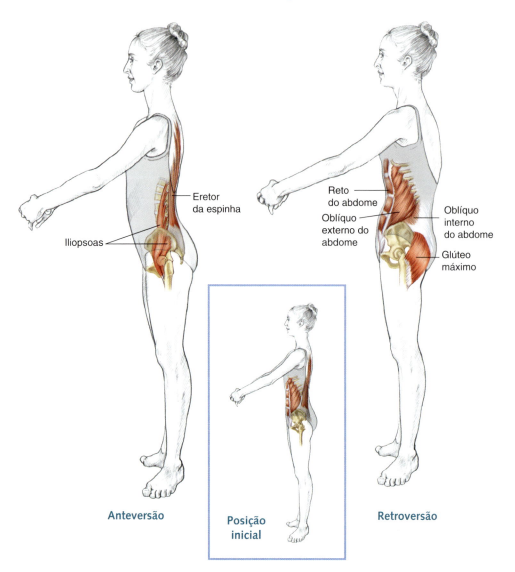

Execução

1. Fique em pé, com os membros superiores e inferiores em primeira posição. Mantenha a coluna ereta; contraia suavemente a porção inferior do abdome e visualize o fio de prumo.
2. Enquanto inspira, levante as costelas, relaxe os músculos abdominais e, encurvando a região lombar, incline levemente a parte anterior da pelve para a frente, antevertendo-a. Perceba a contração na parte superior e inferior do dorso e o relaxamento dos músculos abdominais.

3. Ao começar a expiração, inverta a inclinação e contraia os músculos abdominais; tente aplainar a região lombar e contraia o glúteo máximo. Note como a região anterior dos quadris se retesa e como a face anterior do tórax desce.
4. Em seguida, retorne à postura neutra, visualize o fio de prumo e levante discretamente a cintura. Há um equilíbrio entre os músculos abdominais e os vertebrais, e uma sensação de coluna realongada.
5. Agora, enquanto inspira, execute a anteversão da pelve. E, ao expirar, retorne à postura neutra. Dedique mais atenção à contração dos músculos abdominais (inclusive dos músculos oblíquos externos) para chegar à postura neutra. Repita esse processo de dez a doze vezes.

Músculos envolvidos

Anteversão: iliopsoas, eretor da espinha

Retroversão: reto do abdome, oblíquo interno do abdome, oblíquo externo do abdome, glúteo máximo

Enfoque na dança

Deixe este exercício trabalhar todo seu centro e perceba as mudanças que ocorrem em sua coluna vertebral. Sabendo que a porção inferior da coluna é mais flexível, você deve se lembrar de ativar os músculos abdominais para ter controle da pelve e da coluna em uma postura neutra. Os professores podem verificar se as porções mais anteriores do ílio e do púbis estão alinhadas no mesmo plano frontal e perceber que cada dançarino tem curvaturas naturais diferentes na coluna; a contração dos músculos abdominais ajuda a preservar e sustentar as curvas. Note como os músculos oblíquos externos conectam as costelas à pelve. Mantenha essa conexão trabalhando quando precisar movimentar os membros inferiores para trás – isso ajudará a impedir a hiperextensão da pelve e da região lombar. Todos os estilos de dança requerem movimentos tridimensionais do quadril e da pelve; porém, o controle desses movimentos é um dos segredos para o aprimoramento técnico.

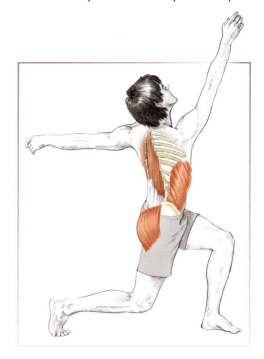

Deslizamento de membros inferiores

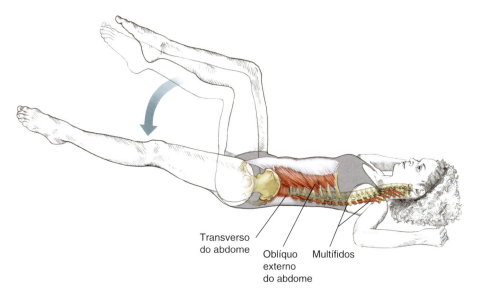

Execução

1. Deite-se em decúbito dorsal com os membros superiores em primeira posição. (Nota: na ilustração, os membros superiores estão posicionados de modo a permitir melhor visualização dos músculos do abdome.) Posicione-se de modo a obter um alinhamento pélvico neutro e movimente um membro inferior de cada vez até a posição com o quadril e o joelho flexionados em 90° (90/90). Alinhe os joelhos com os quadris.

2. Inspire antes de começar. Enquanto expira, contraia intensamente os músculos abdominais e deslize um dos membros inferiores para a frente até aproximadamente 60°. Estenda o joelho completamente. Concentre-se em fixar os músculos abdominais na região lombar e não permita qualquer movimento da pelve. Sinta os músculos transverso e oblíquo externo do abdome contraindo-se para ajudar a estabilizar a pelve.

3. Inspire ao trazer o membro inferior de volta à posição inicial. Repita a sequência com o outro membro. Ao expirar, mantenha o abdome plano para fixar a pelve; dê ênfase novamente à contração abdominal profunda e não à dos flexores do quadril. Pratique isso de dez a doze vezes com cada membro inferior.

4. Enquanto o membro inferior se afasta de seu centro para estender o joelho, perceba o movimento do membro no plano sagital e aumente ativamente a contração abdominal para resistir ao movimento pélvico.

⚠️ **DICA DE SEGURANÇA** Mantenha a região lombar estável. Se achar muito difícil mantê-la em posição neutra, não abaixe muito os membros inferiores; tente novamente estendendo-os mais acima. Você poderá abaixá-los quando sua região lombar estiver estável.

Músculos envolvidos

Transverso do abdome, oblíquo externo do abdome, multífidos

Enfoque na dança

Este exercício enfatiza que o mais importante não é quantos exercícios abdominais você consegue realizar, mas como usar a força do abdome para melhorar sua técnica. A dança irlandesa requer intenso controle do tronco na posição neutra para manter uma posição estável. Concentre-se no transverso do abdome e nos multífidos para ter duplo suporte. Isso é uma cocontração, a estabilidade que você precisa antes de movimentar os membros superiores e inferiores. Lembre-se de que apenas a parte livre de seus membros inferiores se movimenta, e não sua pelve, nem sua coluna vertebral. Esse mesmo princípio se aplica às combinações de salto. Visualize seu umbigo movendo-se em direção à coluna vertebral para proporcionar mais estabilidade; canalize sua energia para os músculos do abdome, sem tensionar o pescoço e os ombros. Execute alguns pequenos saltos no lugar por alguns instantes. Sinta os músculos do *core* fixando sua coluna vertebral e os oblíquos externos do abdome trabalhando para manter as costelas e a pelve interligadas. Relaxe e aproveite! Para os professores, essa ferramenta ajuda os alunos a descentralizar e imprimir menos esforço na coluna vertebral. Os instrutores devem ser capazes de senti-la, demonstrá-la e ensiná-la.

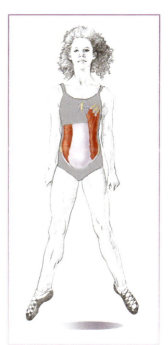

VARIAÇÃO
Deslizamento de membros inferiores em rotação

1. Inicie com os membros inferiores em 90/90 e rode lateralmente as duas coxas.
2. Ao expirar, contraia intensamente os músculos do abdome e abaixe um dos membros inferiores até cerca de 60°, estendendo o joelho. Mantenha a coxa em posição de rotação lateral e enfatize apenas o movimento do membro, e não o da pelve ou da coluna vertebral.
3. Inspire ao retornar e concentre-se para intensificar a contração dos músculos do abdome enquanto mantém a coxa rodada para a lateral. Repita este exercício de dez a doze vezes com cada membro inferior.

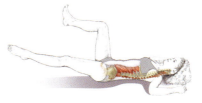

Abdominal isométrico

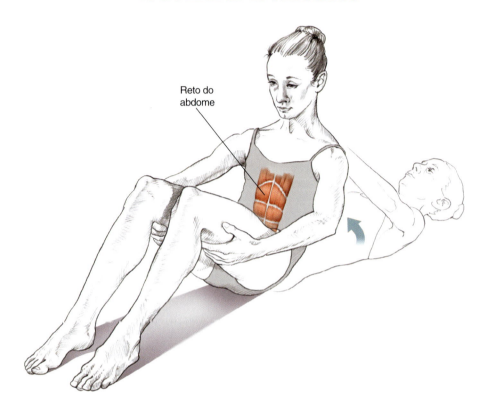

Reto do abdome

Execução

1. Deite-se em decúbito dorsal com os joelhos flexionados, as plantas dos pés em contato com o solo e os membros superiores ao lado do corpo. Inspire antes de iniciar e expire enquanto contrai o reto do abdome para levantar o tronco até que os ângulos inferiores das escápulas deixem o solo. Deslize o mento de modo suave em direção à proeminência laríngea ("pomo de adão") e leve as mãos até a face posterior da coxa.
2. Com as mãos nessa posição, mantenha a contração isométrica. Procure curvar toda a parte torácica da coluna vertebral de modo que os músculos paravertebrais possam mantê-la nessa posição. Mantenha o sacro apoiado no solo; não use os flexores do quadril.
3. Mantenha-se nessa posição e sinta a força do abdome. Enquanto inspira, retorne de modo lento e controlado ao solo, enfatizando a contração excêntrica do reto do abdome. Movimente-se no plano sagital, curvando o máximo possível a região superior do dorso enquanto sobe e aplainando-a na descida. Execute o exercício de modo controlado. Conte até 4 durante cada movimento; repita de dez a doze vezes.

⚠️ **DICA DE SEGURANÇA** Enquanto contrai os músculos do abdome, mantenha o pescoço como um prolongamento da coluna vertebral. Tente evitar a flexão extrema do pescoço.

Músculo envolvido

Reto do abdome

Enfoque na dança

Ao pensar no reto do abdome, não leve em conta apenas o aspecto que ele pode lhe proporcionar (um abdome bem modelado), mas também as responsabilidades desse músculo. Você sabe que ele flexiona o tronco, portanto também pode ajudar a dar mais mobilidade à parte torácica – pouco flexível – da coluna vertebral. Ao executar uma contração em dança moderna, visualize como o reto do abdome conecta suas costelas ao osso púbico; mantenha essa visualização enquanto o músculo gera uma contração concêntrica para flexionar sua coluna. Ao estender a coluna durante um *cambré* para trás ou um *arabesque*, o reto do abdome contrai de modo excêntrico para sustentar e proporcionar um efeito de elevação em sua coluna, realçando seus movimentos. O uso eficaz do reto do abdome o ajudará a aumentar a força do *core* e a diminuir o uso excessivo dos músculos flexores do quadril. Como os

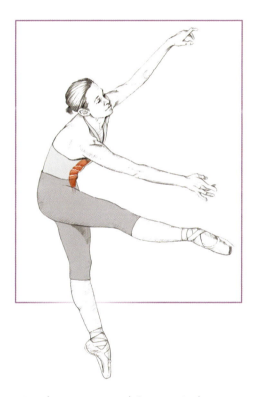

músculos do abdome estão localizados no centro do seu corpo, deixe que todos os movimentos se irradiem desse local. Em decorrência disso, há um aprimoramento do seu posicionamento corporal.

Exercício isométrico para o flexor do quadril

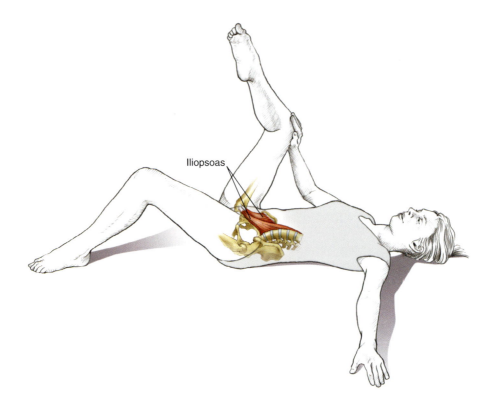

Execução

1. Deite-se em decúbito dorsal com os joelhos flexionados e as plantas dos pés em contato com o solo. Execute uma discreta retroversão da pelve, contraindo os músculos inferiores do abdome, e mantenha-a durante todo o exercício.
2. Concentre-se no iliopsoas para contrair e levantar a coxa, com uma pequena rotação lateral, em direção ao ombro do mesmo lado. Mantenha o membro levantado um pouco além dos 90°.
3. Pressione a coxa com uma mão para realizar uma contração isométrica do iliopsoas. Mantenha-o contraído por 4 a 6 segundos e relaxe em seguida. Repita apenas quatro vezes para focar a localização do músculo.

Músculo envolvido

Iliopsoas

Enfoque na dança

Este exercício é uma contração isométrica simples para ajudá-lo a visualizar, localizar e contrair o iliopsoas. Essa é a ajuda de que você precisa para conseguir erguer os membros inferiores acima de 90°. Durante a contração desse músculo, não permita que ele tracione a parte lombar da coluna, curvando-a para baixo. Ao mesmo tempo, contraia os músculos do abdome para evitar que a pelve se incline para a frente. Durante a contração do iliopsoas, visualize o alongamento dos músculos que se estendem verticalmente junto à região posterior da coluna vertebral. Libere a tensão na parte superior do corpo e canalize a energia para o iliopsoas. Se precisar, feche os olhos e visualize a origem e a inserção. Sabendo que esse músculo conecta a região inferior da coluna ao fêmur, imagine-se tracionando o fêmur em direção à coluna e não o contrário. Essa imagem criará mais consciência do alinhamento vertebral e ajudará você a levantar mais seus membros inferiores.

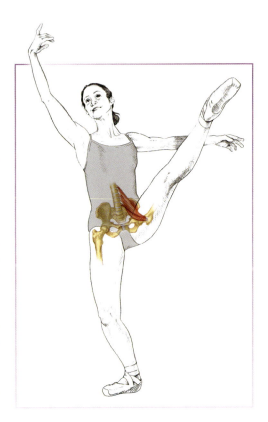

VARIAÇÃO
Posição neutra para flexão do quadril

1. Repita o exercício principal. Durante a contração do iliopsoas, leve a pelve até uma posição mais neutra. Isso é um desafio! Comece então a alongar os músculos do abdome, de modo lento e controlado, para inclinar a pelve de volta à posição neutra. Mantenha o iliopsoas contraído.
2. Após atingir a posição neutra e ainda sentindo a contração do iliopsoas, relaxe e repita o exercício mais quatro vezes.

⚠️ **DICA DE SEGURANÇA** Evite hiperestender a região lombar durante o movimento para a posição neutra. Movimente-se com cuidado.

Cinta vertebral

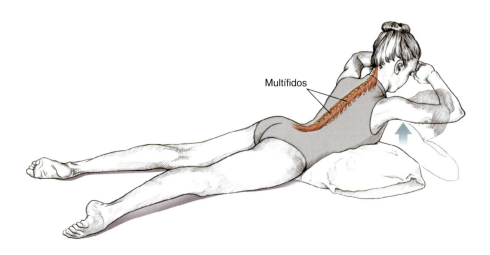

Execução

1. Deite-se em decúbito ventral, coloque um pequeno travesseiro sob sua cintura para apoiá-la e flexione os cotovelos com as mãos sob a fronte.
2. Inspire antes de iniciar. Ao expirar, sinta os músculos do abdome se contraírem e levantarem em direção à coluna vertebral; permita que o travesseiro lhe proporcione apoio adicional. Contraia de modo isométrico a pequena musculatura profunda situada ao longo da coluna vertebral. Visualize os multífidos entrelaçando-se ao longo da coluna como espessos cordões de borracha. Execute uma contração suave ao longo da coluna, como se flutuasse sobre o travesseiro.
3. Mantenha-se nessa posição enquanto inspira. Com uma forte expiração, continue a intensa contração ao longo da coluna e lentamente execute uma discreta extensão levantando levemente a parte superior do dorso. Permita que a coluna descreva um arco longo suave; dê ênfase aos eficazes movimentos localizados entre cada vértebra.
4. Os músculos multífidos contraem-se para sustentar e dar início a uma pequena extensão com uma cocontração dos músculos do abdome. Isso proporciona importante sustentação e segurança para sua coluna vertebral. Mantenha-se nessa posição por 4 a 6 segundos. Durante a expiração, retorne lentamente e com cuidado. Repita de dez a doze vezes.

⚠️ **DICA DE SEGURANÇA** Evite estender o pescoço exageradamente. Mantenha o suporte abdominal para dar estabilidade à região lombar.

Músculos envolvidos

Multífidos

Enfoque na dança

Deixe que este pequeno e detalhado exercício o ajude a sentir a potência e a força da coluna vertebral para estabilizar seu posicionamento. Visualize os pequenos multífidos abraçando ou comprimindo gentilmente sua coluna como se formassem uma braçadeira ao redor dela. Embora os músculos maiores causem extensão da coluna, procure usar este exercício para garantir uma coluna compactada e estabilizada. Sem a potência dos multífidos e o empenho coordenado dos músculos do abdome, sua coluna entraria em colapso sob a pressão gerada pelos movimentos da dança. É fundamental entender o posicionamento e a estabilização da coluna antes de realizar qualquer movimento com os membros. Isso lhe proporcionará ótimas habilidades de posicionamento e a extensão necessária para o alongamento axial, distribuindo ainda as forças de modo uniforme. Todos os movimentos dos membros superiores e inferiores devem se iniciar pela contração dos músculos transversos do abdome e dos multífidos.

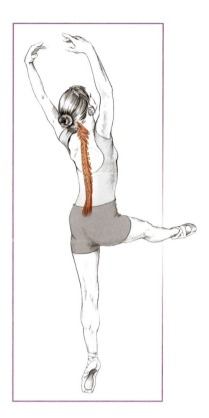

VARIAÇÃO
Flexão lateral (*side hover*)

1. Repita o exercício principal. Continue a contrair os músculos transversos do abdome. Enquanto inspira, organize sua coluna para realizar uma leve inclinação lateral, descrevendo um arco longo.
2. Mantenha-se nessa posição por 4 segundos. Visualize a musculatura fixadora paravertebral e a estabilidade adicional proporcionada pelo quadrado do lombo ao conectar as costelas com a pelve. (Você aprenderá mais sobre o músculo quadrado do lombo no Capítulo 4.) Retorne à posição inicial; expire e retorne com suavidade. Repita com o outro lado, executando quatro repetições com cada lado alternadamente.

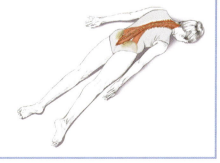

Compressão isquiática

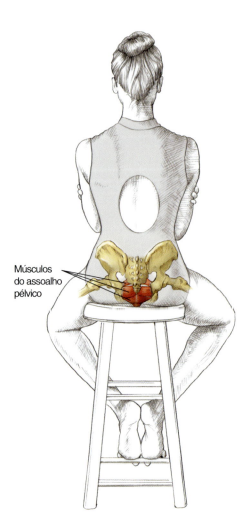

Músculos do assoalho pélvico

Execução

1. Sente-se em um banco ou cadeira com os quadris um pouco abduzidos, balançando a pelve lateralmente para posicionar os túberes isquiáticos no ponto mais inferior da pelve. Retorne e fique em posição neutra sentada. Certifique-se de não retroverter a pelve ou hiperestender a região lombar por anteversão da pelve. Cruze os braços em frente ao corpo e inspire suavemente.
2. Enquanto expira, contraia os músculos do assoalho pélvico e aproxime os túberes isquiáticos. Tente coordenar essa contração muscular com sua expiração. Visualize os músculos do assoalho pélvico encurtando-se e tracionando os túberes isquiáticos de modo a aproximá-los um do outro. Note como sua coluna vertebral se levanta discretamente com essa contração.

3. Relaxe e sinta os músculos se alongarem de modo excêntrico. Realize novamente o exercício; ao executar essa contração, tente visualizar o púbis e o cóccix se aproximando. Repita de dez a doze vezes.

Músculos envolvidos

Músculos do assoalho pélvico

Enfoque na dança

Em todos os movimentos criativos da dança, você provavelmente nunca pensou em usar os músculos do assoalho pélvico. Ao observar onde esses músculos estão localizados, você perceberá a importância deles em formar a base de sustentação da pelve. Durante as aulas de técnica, coreografia e ensaios raramente esses músculos são mencionados, por isso pare um instante para entender este exercício e sua relação com o posicionamento. Este exercício é excelente para aumentar sua consciência corporal; se ela não se manifestar instantaneamente, concentre-se nos túberes isquiáticos e visualize sua pelve retraindo-se. O movimento é muito pequeno e delicado, porém mudanças discretas podem levar a grandes alterações na sustentação. Trataremos mais da musculatura do assoalho pélvico no Capítulo 6, mas utilize este exercício como introdução e familiarize-se com a elevação e a sustentação que ele lhe proporciona.

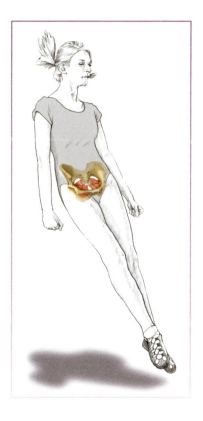

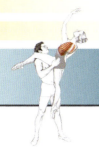

COSTELAS E RESPIRAÇÃO 3

Embora a respiração seja o processo natural de conduzir oxigênio aos pulmões, a maioria dos dançarinos tem dúvidas sobre como exatamente se deve respirar! Tudo bem, você sabe *como* respirar, mas sabe usar sua respiração de modo eficiente para reduzir a tensão e melhorar a força do *core*? Quantas vezes você ouve instruções para "encolher a barriga"? Em geral, você puxa o abdome para dentro e levanta as costelas, o tórax e os ombros, aumentando, assim, a tensão na parte superior do corpo e, na verdade, tornando mais difícil a respiração. Desse modo, como é possível movimentar-se com naturalidade e beleza? A respiração é parte da dança e do movimento. Ao ministrar uma aula, você pode querer incluir exercícios de respiração nas combinações de dança. Você pode coreografar a respiração em exercícios com música, de modo que os dançarinos se tornem mais conscientes de seus padrões de respiração. Essa respiração rítmica e ordenada pode ser um grande instrumento para estabelecer gradualmente melhores hábitos de respiração.

Anatomia da respiração

A respiração consiste em duas fases: inspiração, quando o oxigênio flui para o interior dos pulmões, e expiração, quando o gás carbônico sai dos pulmões. Todas as regiões do seu corpo precisam de oxigênio. O oxigênio permite que as células liberem a energia necessária para o trabalho muscular da dança. As duas fases podem ser passivas ou forçadas. Enquanto lê este livro, você provavelmente não presta atenção em sua respiração. No início do aquecimento ou da aula de técnica, você se concentra na preparação de seu corpo e não percebe o mecanismo da respiração. Esses são exemplos de respiração totalmente passiva. Manter um equilíbrio primoroso no *relevé* também requer uma respiração completamente passiva.

O processo ativo de inspiração e expiração é um ato mais forçado de respiração. Ele pode ser descrito como uma respiração mais profunda e utiliza mais musculatura para a inspiração e a expiração. Você percebe que está respirando mais profundamente quando executa uma combinação de saltos ou quando a coreografia requer mais trabalho muscular vigoroso. Controlar o processo de respiração reduzirá a tensão na parte superior do corpo, aumentará o fluxo de oxigênio para os músculos e acionará os músculos do *core*. Todos os exercícios deste capítulo o ajudarão a organizar sua respiração.

Seus pulmões são órgãos macios, esponjosos e elásticos que funcionam como vias de passagem para o ar. São envolvidos e estruturalmente protegidos pelas costelas. O objetivo deste capítulo não é analisar cada detalhe dos músculos respiratórios, mas, sim, fornecer uma visão geral desse processo, que pode ajudá-lo a se tornar um dançarino melhor. Alguns dos primeiros músculos que serão abordados são o diafragma, o transverso do abdome e os músculos do assoalho pélvico.

O diafragma é o músculo mais importante do sistema respiratório. Como motor primário, é um músculo amplo em forma de cúpula disposto no interior da caixa torácica (Fig. 3.1). Tente imaginar um paraquedas aberto dentro de sua caixa torácica. Todas as suas fibras musculares estendem-se de cima para baixo, fato que determina como ocorre sua contração. O diafragma está fixado na extremidade inferior do esterno, nas seis costelas mais inferiores e na coluna vertebral. Esse músculo é responsável por causar alterações tridimensionais na forma das cavidades torácica e abdominal. Conforme você inspira, o diafragma se contrai, movendo-se para baixo e aplainando-se. Essa contração permite uma pequena expansão dos pulmões e das costelas em todos os planos, aumentando o volume da cavidade torácica. Nessa expansão, suas costelas movimentam-se em um padrão tridimensional.

A parede do abdome é constituída por quatro camadas; a mais profunda é o músculo transverso do abdome, que sustenta o tronco como uma cinta. As fibras desse músculo estendem-se horizontalmente – as fibras do diafragma se entrelaçam com as do transverso do abdome. Na expiração forçada, o transverso do abdome começa a contrair-se, aumentando a pressão intra-abdominal. Normalmente, a expiração forçada pode ajudá-lo na fase descendente de alguns movimentos aumentando o controle na aterrissagem. Tente um *grand battement* lento (chute alto); inspire antes de iniciar e ao

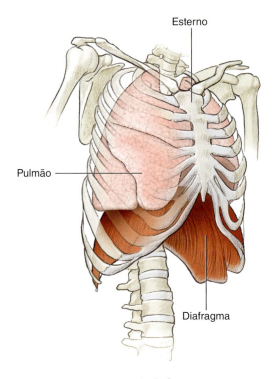

Figura 3.1 O diafragma.

levantar o membro inferior; em seguida, expire ativamente durante a descida. Observe como a expiração sustenta a fase descendente – você mantém maior controle sobre seu membro. A importância da parede do abdome na sustentação da coluna vertebral será discutida em detalhes no Capítulo 4. Lembre-se, contudo, de que a expiração forçada tem relação direta com a contração do músculo transverso do abdome.

Várias camadas de músculos que sustentam a pelve também estão envolvidas na expiração forçada; elas interconectam o ísquio, o púbis e o cóccix. Esses músculos compõem o assoalho pélvico. Visualize a forma de um diamante – os ísquios nas extremidades laterais do diamante, o púbis e o cóccix nas extremidades anterior e posterior, respectivamente. Durante a expiração forçada, os músculos que alinham e estão inseridos nas extremidades do diamante contraem-se simultaneamente, proporcionando suporte para a posição da pelve. Essa contração muscular torna-se mais evidente durante o exercício *plié* de respiração (p. 48). Agora, ao praticar eficientemente a respiração com *plié*, a fase ascendente do *plié* combina a expiração com o envolvimento do *core* e do assoalho pélvico.

Movimento do diafragma

Você se pergunta por que fica tão cansado depois de executar certos tipos de coreografia e chega à conclusão de que deve continuar praticando para desenvolver resistência? Como pode desenvolver resistência se não obtém oxigênio suficiente? Muito simples: na inspiração, os pulmões e as costelas expandem-se, o diafragma movimenta-se para baixo e os músculos do abdome alongam-se (é bom deixar o abdome relaxar um pouco). Durante a expiração, o diafragma sobe, as costelas retornam à posição inicial e os músculos do abdome contraem-se. Há mais ênfase no movimento tridimensional dos pulmões e das costelas a fim de fornecer espaço apropriado para entrada do ar.

Se a resistência é o problema, durante o ensaio você provavelmente deve estar respirando com a parte superior do tórax ou respirando de modo superficial ao tentar manter o abdome contraído. Na respiração com a parte superior do tórax, o ar entra somente na região superior dos pulmões, elevando seu centro de gravidade. Se o tórax estiver muito elevado, será mais difícil equilibrar-se e você terá mais dificuldade em liberar os ombros. Você momentaneamente criou uma silhueta esbelta, mas reduziu a capacidade de o diafragma e os pulmões trabalharem de modo adequado – limitando, portanto, o consumo de oxigênio.

O diafragma também possui inserções musculares no iliopsoas, o potente flexor do quadril. Ao "encolher a barriga" vigorosamente, você também limita o movimento eficaz do diafragma e do iliopsoas, o que pode gerar tensão indesejável na articulação do quadril. O iliopsoas é composto por dois músculos: o ilíaco e o psoas maior.

- O ilíaco tem inserção superior na crista ilíaca e inferior no fêmur.
- O psoas maior tem inserção superior nas vértebras lombares e na 12ª vértebra torácica e inserção inferior no fêmur.

O equilíbrio desses dois músculos é extremamente importante para os dançarinos. O iliopsoas conecta a coluna vertebral e a pelve aos membros inferiores. Um equilíbrio saudável entre força e flexibilidade ajuda a levantar o membro inferior acima de 90° e pode reduzir a dor na região lombar. Ao levantar o membro inferior, deixe a inspiração criar uma sensação de alongamento na coluna vertebral e a expiração produzir uma contração intensa do abdome, de modo que a articulação do quadril fique livre para movimentar-se com facilidade.

Em qualquer posição de *cambré* para a frente, a intensa ação de flexão na região anterior dos quadris comprime o abdome e leva o diafragma em direção à cabeça; portanto, uma respiração eficaz deve ocorrer mais na região posterior da caixa torácica. Sinta como se estivesse respirando na região posterior das costelas inferiores a fim de fornecer espaço adequado para captar oxigênio. Tensão na articulação do quadril tornará a respiração difícil, limitando o fluxo de oxigênio.

Ação muscular

Outros músculos também trabalham durante a respiração (Fig. 3.2). Os intercostais externos situam-se entre as costelas. Durante a inspiração, eles se contraem para expandir as costelas e projetar o esterno para a frente. As costelas, graças ao seu formato, deslocam-se em sentido lateral, anterior e posterior para expandir o tórax. Visualize a alça de um balde sendo levantada. Os músculos esternocleidomastóideo e escalenos no pescoço, junto com o músculo peitoral maior do tórax, podem levantar ainda mais as costelas. Na verdade, esses músculos possuem outras funções além de levantar e ativar as costelas durante a inspiração.

- Os músculos escalenos têm inserção superior nas vértebras cervicais e inferior nas duas primeiras costelas.
- O músculo esternocleidomastóideo estende-se do esterno e da clavícula (inserções inferiores) até o osso temporal (inserção superior).
- O músculo peitoral maior possui inserção medial na clavícula, no esterno, nas cartilagens costais I a VI, no oblíquo externo e inserção lateral no úmero.

Tendo em vista que esses músculos estão muito envolvidos na inspiração, você consegue perceber como sua hiperativação pode gerar tensão na parte superior do corpo? Ao levantar os braços acima da cabeça em qualquer posição de dança, realize o alongamento axial com inspiração, expandindo lateralmente a caixa torácica, e não elevando-a. Ao dar ênfase ao movimento lateral das costelas, você criará mobilidade em toda a parte torácica da coluna vertebral e proporcionará mais liberdade aos ombros.

Você aprendeu que durante o processo ativo de expiração forçada os músculos da parede abdominal se contraem junto com os músculos do assoalho pélvico. Porém, além disso, os músculos intercostais, o latíssimo do dorso e o quadrado do lombo também são contraídos para abaixar as costelas. Habitue-se a usar a expiração para liberar a tensão superficial e aumentar a tensão abdominal. Certamente você não deseja que a plateia perceba sua luta contra a tensão, respirando de forma intensa e ofegante. A plateia quer ver um desempenho incrível sem cansaço físico. Pense no seu diafragma subindo e descendo sem o movimento das costelas e sem gerar tensão na mandíbula, no pescoço e nos ombros. Visualize os pulmões movimentando-se suavemente de modo que as costelas possam ser flexíveis. Durante a expiração em todos os exercícios deste capítulo, concentre-se em relaxar o pescoço e os ombros, mas também em aumentar a pressão intra-abdominal.

COSTELAS E RESPIRAÇÃO 37

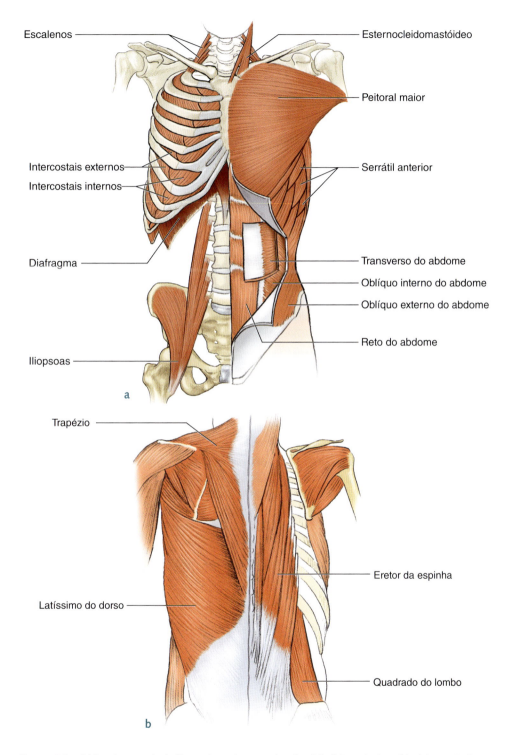

Figura 3.2 Músculos que trabalham durante a respiração: (a) vista anterior; (b) vista posterior.

Outras duas camadas da parede abdominal compreendem os músculos oblíquos interno e externo do abdome. Conforme será mostrado no Capítulo 4, os músculos oblíquos desempenham um papel importante na sustentação do tronco e na melhora do posicionamento básico do corpo na dança. Os músculos oblíquos internos têm inserções fibrosas nos intercostais internos, e os oblíquos externos nos intercostais externos, destacando mais uma vez a relação entre a respiração e o *core*. Os movimentos rotatórios da dança exigem a participação dos músculos oblíquos. A parte superior do corpo roda contra a resistência e em direção oposta à da parte inferior. Para tornar a rotação do tronco mais eficiente, você deve manter os ombros e quadris livres; caso contrário, será difícil movimentar o diafragma, o abdome e as costelas para a respiração. Embora seja quase impossível coreografar a respiração em cada passo de dança, pratique usando a expiração ativa (forçada) quando precisar de controle. Inspire na preparação e expire durante o movimento.

Lembra-se da discussão sobre as articulações planas? Elas envolvem as costelas e suas inserções na coluna vertebral. Em geral, há muito pouco movimento na parte torácica da coluna vertebral; você precisa melhorar a mobilidade nessas articulações para liberar a tensão. Use a inspiração para ajudá-lo a alongar a coluna vertebral em todos os planos de movimento. Esse efeito de alongamento fornece a você mais espaço entre as vértebras e introduz pequena quantidade de movimento nas articulações das costelas. Deixe a fase de expiração ocorrer profundamente no abdome e no assoalho pélvico para sustentar a coluna vertebral e estabelecer uma base estável para os órgãos pélvicos.

Respiração nasal

A respiração nasal refere-se ao processo de inspirar e expirar o ar pelo nariz. Muitos exercícios de ioga enfatizam a respiração pelo nariz. Alguns exercícios de pilates são baseados na inspiração pelo nariz e expiração pela boca. A técnica de Alexander combina as respirações nasal e oral, especialmente no treinamento de cantores. A inspiração pelo nariz ajuda a filtrar o ar, e a expiração também pelo nariz ajuda a controlar a quantidade de dióxido de carbono que sai do corpo. Expirar o ar pela boca pode ajudá-lo a enfocar mais a contração abdominal profunda. Às vezes, quando falta o ar, pode ser vantajoso expirar pela boca. É importante para cantores e nadadores manter um equilíbrio saudável entre as respirações nasal e oral. Neste livro, alguns exercícios utilizam os dois padrões. Técnicas excelentes de respiração podem ajudá-lo na execução dos movimentos da dança e proporcionar uma condição confortável à parte superior do corpo. Você pode treinar os pulmões e as costelas para se movimentarem de modo mais eficaz e limitar a tensão em várias articulações praticando os exercícios a seguir. Use os exercícios deste capítulo como parte de seu aquecimento diário e também do resfriamento.

Exercícios com enfoque na dança

Antes de iniciar os exercícios, separe alguns momentos para praticar a inspiração. Expanda lateralmente as costelas; na expiração, sinta-as retornarem junto com uma contração abdominal profunda sustentada. Cada vez que inspirar, expanda as costelas e os pulmões com mínimo movimento da parte superior do tórax. Ao expirar, sinta a tensão saindo do pescoço e dos ombros. Agora, pratique esse estilo de respiração deitado, sentado e em pé, apenas para mudar sua base de sustentação. Tente executá-la diante de um espelho e concentre-se no pescoço e na região mais alta dos ombros. Eles estão se elevando (o significa que você está imprimindo mais tensão muscular)? Seu objetivo é mover minimamente a parte superior do tórax e ter liberdade no pescoço e nos ombros. Olhe no espelho para ver suas costelas movimentando-se lateralmente. Sinta o tórax sem peso e o pescoço alongado e livre. Tente alguns movimentos com os braços; inspire ao levantá-los e expire ao abaixá-los novamente. Pense no movimento suave dos ombros ocorrendo separadamente do movimento de expansão dos pulmões e das costelas.

Respiração lateral

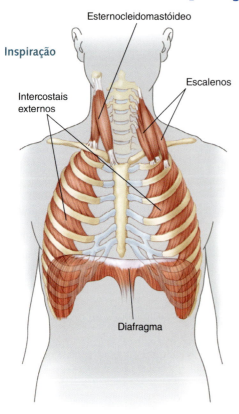
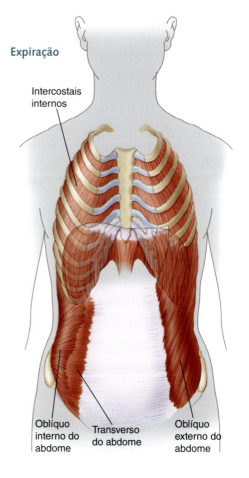

Execução

1. Deite-se em decúbito dorsal com os joelhos flexionados, as plantas dos pés em contato com o solo e os membros superiores ao lado do corpo, com as palmas das mãos voltadas para cima. Fique em posição neutra. Inspirando pelo nariz, relaxe suavemente o abdome, sinta as costelas expandirem-se e visualize o diafragma deslocando-se em direção ao abdome. Continue a expansão na região média do tórax e na parte posterior das costelas. Inspire contando lentamente até 3; segure o ar quando chegar no 4. Não levante a parte superior do tórax ou estenda a coluna vertebral.
2. Expirando forçadamente pela boca, sinta as costelas retornarem, a região média do tórax relaxar e o diafragma subir. Sinta a contração dos músculos transversos do abdome e lembre-se de liberar a tensão na nuca. Sinta-se como se estivesse deslizando os ombros em direção aos quadris. Expire contando até 4. Repita seis vezes o exercício.
3. Você também pode tentar executar este exercício com uma mão sobre as costelas e a outra sobre o tórax. Concentre-se no movimento lateral das costelas, sem

movimentar a parte superior do tórax; prossiga até relaxar o pescoço, a mandíbula e a faringe.

Músculos envolvidos

Inspiração: diafragma, intercostais externos, escalenos, esternocleidomastóideo

Expiração: oblíquo externo do abdome, oblíquo interno do abdome, transverso do abdome, intercostais internos, latíssimo do dorso, quadrado do lombo

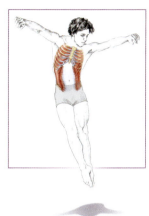

Enfoque na dança

Para ajudá-lo a visualizar as costelas movimentando-se em sentido mais lateral, você pode tentar executar este exercício em pé ou sentado diante de um espelho. Também pode realizá-lo com um parceiro: apoie as mãos sobre a parte posterior das costelas dele. Quando seu parceiro inspirar, sinta as costelas movimentando-se contra suas mãos; durante a expiração, pressione suavemente as costelas para ajudá-las a retornar.

Perceba a menor limitação em seu pescoço e tórax; deixe a coluna vertebral se movimentar devido à ação antagônica do diafragma e dos músculos do abdome. Use a respiração com combinação de saltos. Pratique pequenos saltos com respiração rítmica: dois saltos pequenos com inspiração e dois saltos pequenos com expiração. Você pode querer inspirar no alto de um salto maior, para obter mais elevação, e terminar com expiração para sustentar e controlar a aterrissagem. Perceba como a respiração o faz se sentir mais leve. Lembrar da respiração e utilizá-la de modo eficaz o ajudará a se movimentar com mais fluidez e intensidade.

VARIAÇÃO

Respiração lateral com resistência

1. Envolva suas costelas com uma banda elástica, a partir do dorso, cruze-a na frente e segure as extremidades com as mãos. Isso pode ser feito em pé ou sentado. Repita o mesmo ciclo de respiração, mas, ao inspirar, force a expansão da caixa torácica contra a resistência da banda.
2. Com expiração forçada, puxe vigorosamente a banda para ajudar a caixa torácica a retrair-se. O trabalho com a banda lhe permite progredir na técnica de inspiração melhorando a capacidade pulmonar. Concentre-se na respiração profunda, no movimento do diafragma e na ativação dos músculos transversos do abdome. Repita seis vezes.

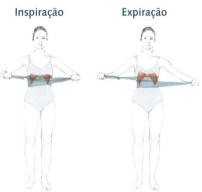

Respiração com flexão lateral

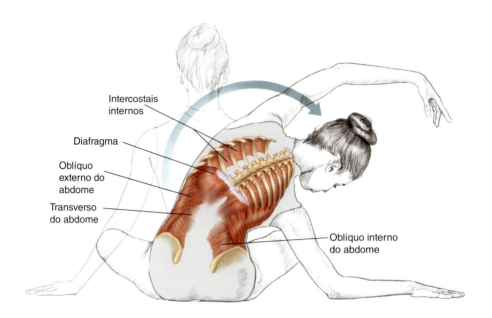

Execução

1. Inicie sentado, com os membros inferiores confortavelmente cruzados à frente e as mãos posicionadas ao lado do corpo. Fique em posição neutra. Inspire pelo nariz; alongue a coluna vertebral enquanto expira pelo nariz. Contraia a musculatura do *core*; deslize gentilmente a mão direita pelo solo e incline-se lateralmente no plano frontal. Mantenha os ísquios apoiados firmemente no solo. Levante o membro superior esquerdo acima da cabeça, mantendo a expansão do tórax. Sua face deve permanecer voltada para a frente ou levemente direcionada para o lado da flexão.

2. Apoie levemente o cotovelo direito no solo e continue o movimento com o tronco estável. Não caia sobre o cotovelo. Mantenha-se nessa posição por um ciclo respiratório. Sinta a expansão das costelas inferiores no lado esquerdo enquanto inspira. Perceba a diferença entre a expansão da caixa torácica no lado esquerdo e a compressão no lado direito.

3. Com a expiração forçada, sinta a retração do lado esquerdo da caixa torácica e a elevação do diafragma. Contraia os músculos transversos e oblíquos do abdome enquanto executa o maior arqueamento possível. Retorne à posição inicial sentada. Repita de duas a quatro vezes de cada lado.

⚠️ **DICA DE SEGURANÇA** Tente evitar a flexão do pescoço. Mantenha o alongamento axial e a sustentação.

Músculos envolvidos

Expiração: diafragma, intercostais internos, transverso do abdome, oblíquo externo do abdome, oblíquo interno do abdome

Enfoque na dança

Desfrute do privilégio de movimentar-se facilmente em vários planos, confiante na flexibilidade e estabilidade que o sistema respiratório lhe proporciona. Enquanto executa a flexão lateral do tronco, perceba como o ápice do pulmão sobe e a base desliza para baixo. Permita que esse princípio da elasticidade interna lhe proporcione mais fluidez na parte superior do corpo e mais mobilidade na parte torácica da coluna vertebral. O deslocamento a partir do tronco terá mais significado para você quando puder sentir liberdade em seus movimentos. Cada vez que inspirar, permita que o ar preencha todo o interior dos seus pulmões. À medida que continuar aumentando a capacidade pulmonar e estiver respirando de modo mais confortável, você descobrirá que possui de fato mais mobilidade em suas flexões laterais. A cada expiração, note como os músculos do abdome podem ancorar sua pelve e sustentar sua coluna vertebral. Lembre-se de enfatizar o movimento mais arqueado possível em toda a amplitude da flexão lateral.

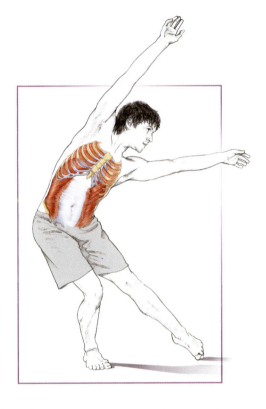

Respiração com *port de bras*

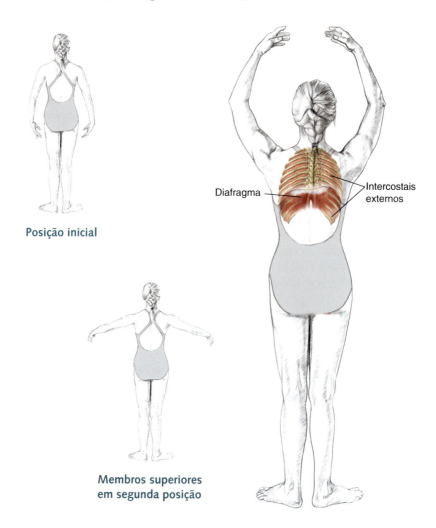

Execução

1. Fique em pé confortavelmente em uma segunda posição larga. Concentre-se no alinhamento neutro e crie uma base estável para seu equilíbrio. Antes de começar, alongue os membros superiores ao lado do corpo e sinta um relaxamento no pescoço e nos ombros. Mantenha as curvaturas da coluna vertebral adequadamente alinhadas e note uma leve elevação da cintura.

2. Para começar, inspire pelo nariz e afaste os membros superiores até a segunda posição e, em seguida, continue até a quinta posição mais alta. Sinta sua caixa torácica se expandido com o ar. Quando os membros estiverem acima da cabeça, concentre-se no peso dos braços descendo pela coluna vertebral para liberar a tensão do pescoço e dos ombros.

3. Mantenha-se nessa posição por um instante e perceba como sua nuca está relaxada. Expire pelo nariz enquanto abaixa os membros superiores pelas laterais do corpo, permitindo a retração dos pulmões e das costelas. Repita esse processo de quatro a seis vezes; conte até 4 enquanto inspira e até 8 durante a expiração.

⚠️ **DICA DE SEGURANÇA** Evite hiperestender o pescoço, o que pode causar compressão dos discos intervertebrais cervicais; seu pescoço deve ser a continuação da coluna vertebral.

Músculos envolvidos

Inspiração: diafragma, intercostais externos

Enfoque na dança

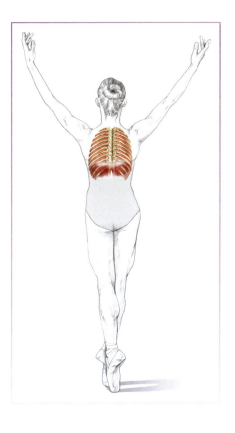

Embora este seja um exercício de respiração extremamente básico, o segredo é coordenar o levantamento dos braços com a eficiência da respiração. Isso é o que dará a sensação de elevação e leveza na parte superior do seu corpo sem causar tensão no pescoço e nos ombros. Ao inspirar, encha os pulmões com oxigênio, sentindo a expansão da caixa torácica e o deslizamento do diafragma para baixo – isso permitirá que os pulmões se movimentem com naturalidade e flexibilidade. Visualize a contração dos intercostais externos para expandir as costelas, de modo que não haja elevação da parte superior do tórax. Observe um leve movimento onde as costelas se conectam com a coluna vertebral; isso melhorará sua mobilidade torácica e o alinhamento vertebral. Inspire pelo nariz e imagine os membros superiores flutuando para cima enquanto as costelas se expandem. Expire pela boca quando os membros flutuarem de volta para baixo. Repita esse processo de quatro a seis vezes. Não permita que a coluna vertebral seja estendida; isso causará elevação do tórax, com consequente aumento da tensão e prejuízo de seu alinhamento. Quando ficar mais fácil respirar e levantar os membros superiores sem tensão, inclua o *relevé* e, em seguida, repita com saltos e pulos.

Extensão torácica

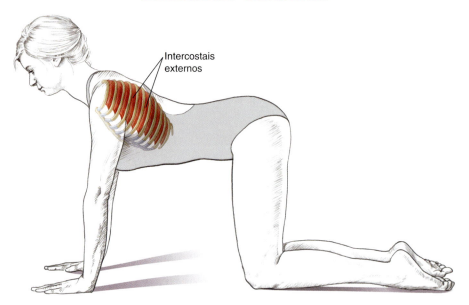

Execução

1. Posicione-se com as mãos e os joelhos apoiados no solo e o tronco confortavelmente centralizado. Mantenha os ombros alinhados acima dos punhos e os quadris acima dos joelhos. Pratique vários padrões de respiração lateral. Lembre-se de liberar a tensão do pescoço.
2. Durante a inspiração, crie um arco com toda a sua coluna vertebral. Execute o alongamento e o movimento em um longo arco; deixe que a cabeça siga o movimento. Não hiperestenda o pescoço. Sinta o alongamento dos músculos da parede abdominal enquanto expande as costelas mais inferiores. Inspire pelo nariz contando até 4.
3. Enquanto expira pelo nariz, inverta o arco e retorne à posição inicial. Repita o exercício seis vezes e concentre-se no alongamento da coluna vertebral e na expansão das costelas. Permita que todos os segmentos de sua coluna se movimentem por igual.

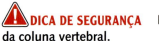 **DICA DE SEGURANÇA** Evite hiperestender os segmentos inferiores da coluna vertebral.

Músculos envolvidos

Inspiração: intercostais externos (alongamento da parede abdominal)

Enfoque na dança

Na maioria das vezes, a inspiração deve ocorrer em posições de arqueamento para trás. Todavia, como você deve ter notado, é difícil respirar enquanto tenta manter os músculos do abdome retesados. Portanto, para manter sua região lombar em segurança, você deve usar toda a coluna vertebral; permita o alongamento dos músculos do abdome e a expansão lateral do tórax. Deixe a inspiração ajudá-lo a estender a coluna vertebral até a posição de amplo arqueamento. Permita que a tensão dos músculos do abdome produza pressão contra a cavidade abdominal; isso proporcionará a sustentação necessária à coluna vertebral. Lembre-se de sentir seu peso sobre os membros inferiores; proteja-se mantendo a estabilidade na região lombar e na pelve. Sinta como se estivesse inspirando o ar através dos espaços entre as costelas, permitindo que elas se expandam. Você começará a perceber que, de fato, possui mais amplitude tridimensional de movimento em seu tórax.

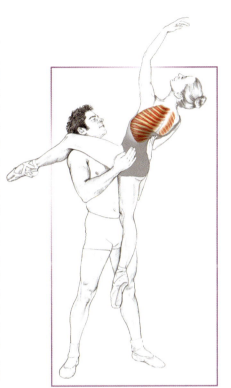

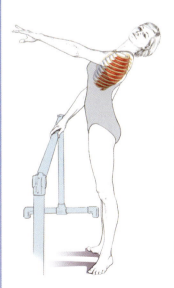

VARIAÇÃO
Extensão do tronco

1. Repita o exercício de extensão da parte superior do tronco em pé, com uma mão na barra para dar equilíbrio e a outra em quinta posição no alto.
2. Ao inspirar, expanda o tórax. Alongue e estenda a coluna vertebral, criando um longo arco e movimentando-a de modo uniforme. Não levante os ombros nem cause tensão no pescoço; continue a sentir o alongamento dos músculos do abdome. Sua pelve permanece alinhada sobre os membros inferiores.
3. Na expiração, controle o movimento de retorno e sinta novamente o alongamento da coluna vertebral. Repita de quatro a seis vezes.

Plié de respiração

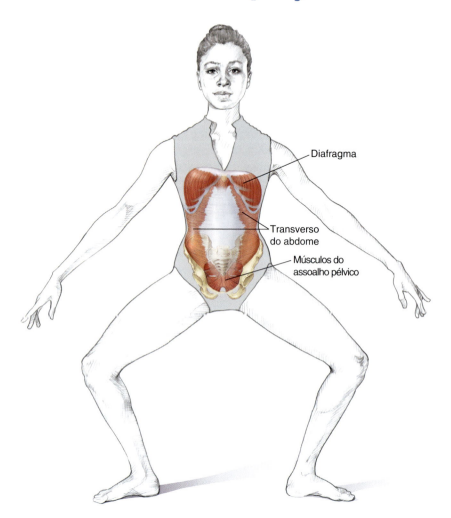

Execução

1. Fique firme em segunda posição com os pés voltados para a lateral e os membros superiores ao lado do corpo. Coloque-se em posição neutra. Inspirando pelo nariz, execute um *demi-plié* enquanto se concentra em manter o alongamento axial. Equilibre uniformemente o peso sobre seus pés. A pelve permanece em posição neutra e há um alongamento excêntrico do assoalho pélvico.
2. Com expiração forçada pela boca, inicie a fase de subida. Enquanto os pulmões e as costelas retornam, contraia os músculos transversos do abdome e sinta a contração do assoalho pélvico. Visualize os ísquios aproximando-se, assim como o cóccix e o púbis.

3. No ponto mais alto (término) do *plié*, mantenha-se nessa posição por 3 segundos, concentrando-se em manter o posicionamento neutro da coluna vertebral e a contração isométrica do assoalho pélvico. Repita de quatro a seis vezes. Deixe o ritmo da respiração com o *plié* energizar seu corpo.

Músculos envolvidos

Expiração: diafragma, transverso do abdome, músculos do assoalho pélvico

Enfoque na dança

O *plié* é muito utilizado em todos os estilos de dança, mas pode ser o movimento mais negligenciado que você executa no dia a dia. Ele o prepara para o *relevé* e para saltos e é o movimento de transição entre os passos. Sem um *plié* flexível, você fica com passos rígidos e irregulares. Visualize o movimento tridimensional da parte torácica de sua coluna vertebral ao inspirar quando inicia o *plié*. Mantenha o alongamento axial da coluna vertebral e organize sua respiração. Permita que a inspiração prepare seu corpo e que a expiração ancore os pulmões, os músculos do abdome e o assoalho pélvico. A fase ascendente utiliza os músculos do assoalho pélvico e o transverso do abdome para proporcionar uma base firme na impulsão para executar piruetas, combinações de saltos ou *relevé* na ponta. Tente coordenar a contração dos músculos do compartimento medial das coxas quando os membros inferiores se movimentarem simultaneamente; essa contração proporcionará mais sustentação para sua pelve.

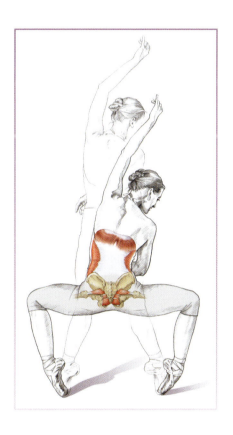

Um *plié* firme, porém suave, com uma respiração pensada garantirá a segurança de sua pelve e da região inferior da coluna vertebral. Seus quadris estarão livres para rodar em sentido medial ou lateral sem constrição. A qualidade de todo o seu movimento melhorará.

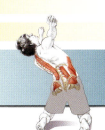

CORE 4

Na dança, todos os movimentos são gerados a partir do tronco, que constitui sua base. Uma base estável proporciona consciência postural e estabilidade da coluna vertebral. Sua intenção é movimentar-se no espaço criando passos de dança mais desafiadores e interessantes com naturalidade, certo? Para atingir esse objetivo você precisa de músculos fortes no tronco. Um dos movimentos fundamentais da dança é o *plié* e, quer seja executado com os membros inferiores em posição paralela ou rodados medial ou lateralmente, requer coordenação com a respiração e força no *core*. Quando a coreografia exige que seu tronco se desestabilize, a força do *core* impede o colapso da coluna vertebral. Durante a extensão da coluna vertebral em um salto, a musculatura do *core* deve protegê-la, fixando-a como uma cinta. Todos os aspectos da dança podem interferir na posição da coluna vertebral. Quando você se prepara para movimentar-se, a ativação do *core* lhe proporciona maior controle de seus movimentos.

Hoje em dia, o treinamento abdominal é bem popular, mas, como dançarino, você sabe realmente como usar os músculos do abdome para ajudar a melhorar sua técnica? Isso não significa simplesmente realizar abdominais todos os dias, mas entender a anatomia de seu *core* e coordenar a ação dos músculos que o compõem. Os músculos do *core* que se contraem para estabilizar a coluna vertebral também recebem muita atenção por causa da prevenção de lesões e proteção da coluna vertebral. Vários estudos médicos provam a relação entre a cocontração dos músculos do tronco e a redução de lesões nas costas. Todos esses músculos são responsáveis por uma excelente postura e uma cintura tonificada. É importante que você fortaleça esses músculos e aplique essa força em seus movimentos, ou seja, *aprenda a dançar utilizando o core!*

Para sustentar a coluna vertebral, você precisa criar essa cocontração dos músculos do tronco, ou seja, contrair os músculos oblíquos e transverso do abdome, os músculos do assoalho pélvico e os multífidos. A musculatura do *core* pode ser descrita de diversas maneiras e possui diferentes denominações: musculatura do centro, do tronco, do abdome, da linha mediana, do centro de força (*powerhouse*), dos estabilizadores da coluna, do torso e da parede abdominal. Porém, nenhum desses termos tem qualquer valor se você for incapaz de aplicar a força do *core* à dança.

Anatomia do *core*

A anatomia básica ensina que os músculos que constituem a parede abdominal, a partir do mais profundo, são o transverso do abdome, os oblíquos interno e externo do abdome e o reto do abdome (Fig. 4.1). Ao se contraírem, esses músculos proporcionam estabilidade para a coluna vertebral e suas curvaturas.

O músculo transverso do abdome contém fibras horizontais. Pode ser difícil sentir e contrair essa camada, mas ela pode lhe proporcionar um abdome com aspecto

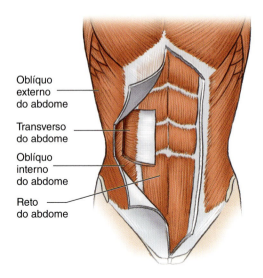

Figura 4.1 As quatro camadas de músculos do abdome.

mais plano. Tente imaginar o músculo transverso do abdome como um espartilho enquanto dança.

O oblíquo interno do abdome é uma camada muscular delgada situada na região lateral do tronco. Ao contrair-se, esse músculo promove a flexão lateral ou rotação do tronco, ambas para o mesmo lado. Essa ação acentua os movimentos de *cambré* para o lado, os movimentos giratórios e isolamentos pélvicos do jazz. O músculo oblíquo externo do abdome é o mais superficial e largo dos dois oblíquos; suas fibras estão orientadas em direção oposta. A ação primária decorrente da contração do músculo oblíquo externo do abdome é flexionar lateralmente a coluna vertebral, mas ele também promove sua rotação para o lado oposto. Os músculos oblíquos do abdome ajudam a manter a conexão entre as costelas e a pelve. Caso sinta que está dançando com as costelas levantadas, concentre-se na contração das fibras diagonais dos músculos oblíquos do abdome para convergir as costelas em direção medial e inferior.

A linha alba é uma estrutura fibrosa que se estende inferiormente na linha mediana do abdome; ela separa os dois músculos retos do abdome (direito e esquerdo). O reto do abdome é um músculo longo e achatado, dividido em quatro partes, que lhe conferem o aspecto de tanque de lavar roupas. Ele é um importante flexor do tronco, sendo fundamental na contração moderna ou durante a extensão gradual a partir do *cambré* para a frente. Lembre-se de que as paredes do abdome não possuem reforço ósseo, mas a combinação da disposição em camadas e da alternância na direção das fibras gera muita força.

A anatomia básica também nos mostra que os músculos multífidos profundos se estendem pela região posterior da coluna vertebral fornecendo sustentação a cada vértebra, enquanto os eretores da espinha superficiais proporcionam suporte durante a extensão da coluna vertebral (Fig. 4.2). Os multífidos e o transverso do abdome têm alta porcentagem de fibras musculares do tipo I (de contração lenta), tornando-os mais adequados para a estabilização e o controle postural. Os músculos eretores da espinha, quando contraídos, contribuem para a anteversão (inclinação anterior) da pelve. Tanto os multífidos como os eretores da espinha apresentam várias inserções em toda a extensão da coluna vertebral, em algumas costelas e no sacro, criando um minucioso arranjo de estruturas entrelaçadas de tecido mole que oferecem segurança à coluna vertebral. Esses músculos posteriores do *core* podem proporcionar estabilidade com movimentos finos coordenados, assim como grandes movimentos vigorosos. Portanto, ao executar uma combinação de saltos pequenos e rápidos (*petit allegro*) ou amplos (*grand allegro*), deve haver uma contração coordenada da musculatura paravertebral profunda que permita sustentar a coluna vertebral. A combinação desses músculos basicamente compõe o *core*. Na Figura 4.2, os glúteos médio e mínimo também foram incluídos por serem importantes para ajudar a manter a pelve estável, o que é essencial também para seu posicionamento e suas habilidades na dança. Esse assunto será mais discutido no Capítulo 6.

Os músculos que revestem a porção mais profunda da cavidade pélvica têm papel importante na centralização, estabilidade pélvica e consciência postural. Vários músculos compõem essa região, mas neste livro serão descritos em conjunto como assoalho pélvico (Fig. 4.3). O assoalho pélvico consiste em vários músculos potentes e nos ossos da pelve; visualize uma bacia enquanto continuamos explorando a anatomia dessa região. A pelve óssea é constituída por dois fortes ossos do quadril, cada um composto por ílio, ísquio e púbis. Essa bacia óssea é fechada na região anterior pela sínfise púbica e na região posterior pelo sacro, seguido inferiormente pelo cóccix. Ao executar exercícios sentado, repare nos dois ossos sobre os quais você está apoiado;

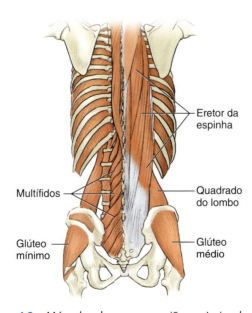

Figura 4.2 Músculos do *core* na região posterior do corpo.

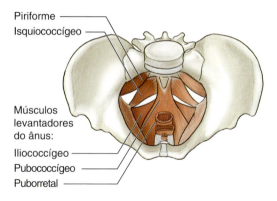

Figura 4.3　Músculos do assoalho pélvico.

alguns dançarinos de jazz os chamam de *booty bones* ("ossos das nádegas"). Esses dois túberes isquiáticos estão situados na região mais inferior dos ísquios. Agora você tem o contorno de um diamante formado pelos ossos da pelve – o púbis na região anterior, os dois túberes isquiáticos lateralmente e o cóccix na região posterior. Os músculos que revestem internamente a pelve estão dispostos em camadas para aumentar a força e podem ser contraídos e alongados. Retorne um instante ao primeiro exercício (estabelecimento de postura neutra) do Capítulo 2 (p. 20). Estenda sua região lombar e incline a pelve para a frente (anteversão). Em seguida, movimente a pelve até a posição neutra e visualize o diamante sendo retraído. Continue praticando isso, contraindo os músculos do assoalho pélvico. Sinta a segurança da porção inferior do tronco.

A fáscia também pode desempenhar um papel na consciência do tronco. Ela é o tecido superficial situado imediatamente sob a pele, conectando-a aos órgãos subjacentes e permitindo-lhe se movimentar com liberdade. Além disso, também ajuda a proteger os tecidos mais profundos da perda de calor e a absorver impactos. A aponeurose (fáscia) toracolombar é a membrana fibrosa que recobre os músculos do dorso. Ela possui conexões com os músculos do *core*, costelas, vértebras e sacro. Alguns estudos relatam que essa fáscia pode gerar tensão junto com a contração dos músculos do abdome, podendo ajudar a estabilizar a coluna vertebral. Porém, se os músculos do abdome estiverem fracos e inativos, a tensão dessa fáscia causará extensão da parte lombar da coluna vertebral, tornando-a mais vulnerável a lesões. A extensão da coluna sem suporte, associada à tensão da aponeurose toracolombar, pode levar a uma inflexibilidade da parte lombar da coluna vertebral.

Os músculos ilíaco e psoas associam-se para formar o iliopsoas, que conecta a coluna vertebral à pelve e ao fêmur, importante também para a manutenção do equilíbrio, da força e da flexibilidade do *core*. O iliopsoas tem inserção superior na parte lombar da coluna vertebral e no ílio e inferior no trocanter menor do fêmur. Ele trabalha junto com a musculatura do *core* e do assoalho pélvico para possibilitar o controle postural.

Papel do *core* nas técnicas de dança

Toda técnica de dança requer grande controle, proporcionado pela força do *core*. Pense, por exemplo, na incrível técnica da dança irlandesa. Esses dançarinos precisam manter a coluna vertebral firme em todas as suas representações. O posicionamento do tronco deve ser mantido com segurança de modo a permitir o movimento dos membros inferiores com incrível velocidade. Na dança irlandesa ou em qualquer outro tipo de dança, a técnica é de fundamental importância e uma lesão pode afastá-lo do treinamento e das competições. Introduza o condicionamento do *core* em seu treinamento de dança para melhorar o posicionamento do corpo e reduzir o risco de lesão.

Sabemos que a dança de salão, social ou de casal é graciosa e bonita de se ver, mas também é rápida e vigorosa. O dançarino precisa saber sempre onde está o *core* de sua parceira. Algumas danças, como o *swing*, a valsa e a salsa, requerem extrema coordenação. Ambos os parceiros precisam manter a cintura firme a fim de proporcionar estabilidade à pelve para o trabalho ágil dos pés e o movimento desafiador do parceiro. Uma musculatura forte do *core* assegura um levantamento seguro e eficiente na região superior da coluna vertebral. Quando a extensão da parte superior do dorso começa a ser realizada com segurança, é possível executar um movimento giratório mais eficaz. A dança de salão abrange todas as formas de dança social: folk, latina e vintage. É também uma área altamente competitiva. Os competidores não são julgados apenas pelo movimento dos pés e pelo estilo, mas pela postura, pelo alinhamento do corpo e pela velocidade. Baseado em nosso conhecimento sobre a força do *core*, uma série de exercícios destinados a aprimorar a postura e o alinhamento corporal não ajudaria a melhorar a eficiência dos ensaios? Mesmo os dançarinos que não competem seriam beneficiados com o treinamento do *core* para aprimorar suas habilidades. A centralização e a manutenção do controle postural levarão a efeitos benéficos de longo prazo para qualquer pessoa que goste de dança de salão.

Pare um instante e veja o exercício cisne modificado na página 68. Esse exercício dá à parceira um belo posicionamento da coluna vertebral e enfoca uma leve extensão torácica. Há uma elevação elegante do tórax com um longo arqueamento na região média do dorso.

As coreografias modernas requerem combinações de saltos mais complexas e criativas, assim como padrões de movimentos mais difíceis para a coluna vertebral. Sem a capacidade de comprimir o *core* contra a coluna vertebral, o movimento será desordenado e fraco. A aterrissagem nesses saltos não convencionais ocasionará riscos de lesão se a coluna vertebral e a pelve estiverem despreparadas. Com coreografias radicais, os dançarinos precisam agora levar seu corpo ao extremo e o condicionamento a um nível superior. Enquanto alguns dançarinos conseguem executar com facilidade estilos modernos com movimentos de contração-relaxamento, outros bailarinos precisam praticar mais pensando na estabilidade vertebral e pélvica. Neste capítulo, exercícios específicos para o *core* podem lhe ajudar a usar essa musculatura ao posicionar a coluna vertebral em planos não convencionais. Veja, por exemplo, a variação para o abdominal oblíquo com pernas levantadas (p. 63) ou a rotação de tronco (p. 70); ambos os exercícios enfocam movimentos não convencionais com suporte muscular para a coluna vertebral. O foco recai sobre o reforço da cinta abdominal durante o trabalho em vários planos e padrões.

Mesmo que você não esteja interessado em uma carreira profissional no balé, talvez queira fazer aulas de técnicas de balé como parte de seu treinamento. Se você apenas aprecia assistir balé e fazer algumas aulas para iniciantes toda semana, ainda assim precisa controlar sua coluna vertebral. Enquanto outros estilos de dança parecem mais plantados no solo, o balé clássico dá a impressão de elevação, leveza e suavidade. O balé é baseado em diversos estilos – Vaganova, Cecchetti, Balanchine e Bournonville –, mas o fundamento tem origem em cinco posições básicas com os membros inferiores em rotação lateral. Só isso já exige centralização e controle abdominal. Para bailarinos de todas as idades, um *core* forte é extremamente importante para o posicionamento, os giros, os saltos e suas aterrissagens e, naturalmente, para a técnica de ponta. Devemos agradecer a Marie Taglioni por seu pioneirismo na criação dos movimentos de balé na ponta dos pés (*en pointe*). O balé requer extremo movimento articular e controle do tronco. Retorne ao fio de prumo do Capítulo 2 – o alinhamento é crucial para o controle da coluna vertebral e a prevenção de lesões. Uma vez aprendido o alinhamento, pode-se dar mais importância ao fortalecimento.

Como em todos os estilos de dança, o movimento pode ser dividido em fases: preparatória, ascendente, aérea, descendente e de aterrissagem. A fase ascendente normalmente requer músculos em contração do tipo concêntrica; a fase aérea deve ter um aspecto de "ascensão, sustentação e flutuação", exigindo extrema força no *core* e contração isométrica. A fase descendente requer contração excêntrica; alguns músculos se alongam, mas ainda ajudam a sustentar o movimento durante a aterrissagem. Essa contração excêntrica e o controle na fase descendente são importantes para reduzir a possibilidade de lesões. Alguns estudos mostram que a aterrissagem de um *grand jeté* pode gerar uma força de até doze vezes o seu peso corporal. Portanto, o controle é fundamental, e o controle vem do *core*.

Respirando com o *core*

Lembre-se de que a respiração desempenha um importante papel no fortalecimento do tronco. Ao expelir o ar dos pulmões, você começa aplicando pressão intra-abdominal. Você precisa expirar com força quando realiza um trabalho difícil. Cada vez que executa algum tipo de chute alto (*grand battement*), expire e contraia o *core*. Enquanto pratica uma combinação de giros, inspire ao preparar e expire ao girar; você sentirá sua coluna vertebral mais segura. Durante uma série de exercícios de pequenos saltos, respire confortavelmente, mas use o ritmo da combinação para manter o equilíbrio entre a inspiração e a expiração. Quanto mais firme estiver seu tronco, mais fácil será a respiração.

Ao executar os exercícios deste capítulo, observe as dicas de respiração. Em todos eles, quanto mais profunda for sua respiração, maior será o trabalho dos músculos do abdome. Lembre-se de inspirar pelo nariz e usar o princípio da expiração forçada para acionar os estabilizadores do *core*; isso oferecerá segurança para sua coluna vertebral. Tente expirar pelo nariz na maioria dos exercícios; mas, se você começar a se sentir muito cansado, não há problema em expirar pela boca.

Exercícios com enfoque na dança

Você pode executar sem problemas os exercícios na sequência apresentada. Certifique-se de observar os detalhes das ilustrações anatômicas e visualizar a disposição das fibras musculares; isso o ajudará a entender o efeito de cinta que o *core* tem na coluna vertebral. Pense no local de inserção dos músculos e em como essa região oferece um suporte estável para seu posicionamento. Você precisa desenvolver força para contrapor-se a qualquer ação imposta pela dança em sua coluna vertebral. Contraia os músculos do *core* com muita intensidade.

O primeiro exercício, descrito no quadro a seguir, foi concebido para ser usado como aquecimento dos músculos profundos do abdome enquanto você visualiza os efeitos de cinta de seu *core*. Os exercícios de fortalecimento do *core* continuam nas páginas seguintes; use o exercício cinta abdominal como preparação para o restante da série.

Cinta abdominal

1. Deite-se no solo em decúbito dorsal, com os joelhos flexionados e os pés paralelos e apoiados no solo. Os membros superiores podem ficar posicionados ao lado do corpo.
2. Alongue a coluna vertebral, mas relaxe a base do pescoço. Coloque-se em posição neutra. Durante a preparação, inspire pelo nariz enquanto expande os pulmões e as costelas.
3. Na expiração forçada, comece a contrair o transverso do abdome como se estivesse apertando um espartilho, mas mantenha-se em posição neutra.

Pratique este exercício várias vezes e repita-o sentado e em pé. Lembre-se de que a coluna vertebral e a pelve não se movimentam enquanto você aprende a isolar os músculos abdominais. Essa é uma contração isométrica básica dos músculos abdominais; a musculatura se contrai, mas não há necessariamente mudança no formato do abdome. Visualize as fibras horizontais contraindo-se quando você trabalha o abdome (ver ilustração na p. 52). Lembre-se de "apertar o espartilho" sem levantar as costelas e o tórax. Vários termos como *estabilidade*, *cocontração* e *enrijecimento* podem ser enganosos, pois podem ser associados a uma sensação de rigidez na coluna vertebral e a maioria dos dançarinos não gostaria de se ver associada ao termo *rígido*. Todavia, este exercício é completamente o oposto. Lembre-se de que a melhora da força do *core* aumentará de fato o movimento controlado de sua coluna vertebral. Seus saltos melhorarão muito, pois você terá maior segurança na coluna e, assim, será capaz de usar a potência nos quadris e nas pernas para "voar".

Flexão lateral

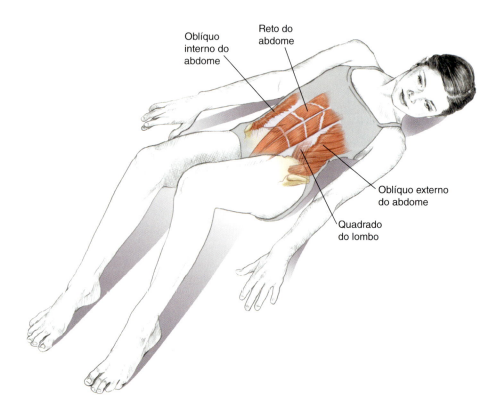

Execução

1. Deite-se em decúbito dorsal, com os joelhos flexionados e os pés afastados na largura dos quadris e apoiados no solo. Posicione seus membros superiores gentilmente nas laterais do corpo. Inspire lentamente para se preparar.

2. Ao expirar, sinta o alongamento axial. Utilize os músculos abdominais para levantar um pouco o tronco. Execute uma flexão para o lado esquerdo, mantendo-se no plano frontal. Seu tronco deve se levantar um pouco do solo. Realize a máxima flexão possível sem deslocar o quadril direito; sinta a última costela aproximando-se do quadril no lado esquerdo.

3. Inspire e retorne com cuidado à posição centralizada. Ao retornar, realize o mesmo esforço utilizado para a flexão lateral. Expire para continuar do outro lado. Repita de oito a dez vezes de cada lado e realize até três séries de dez repetições.

⚠️ **DICA DE SEGURANÇA**   Descreva um longo arco para oferecer mais espaço aos discos intervertebrais. Isso evitará compressão ao longo da coluna vertebral e reduzirá o risco de sobrecarga em qualquer segmento.

Músculos envolvidos

Reto do abdome, oblíquo externo do abdome, oblíquo interno do abdome, quadrado do lombo

Enfoque na dança

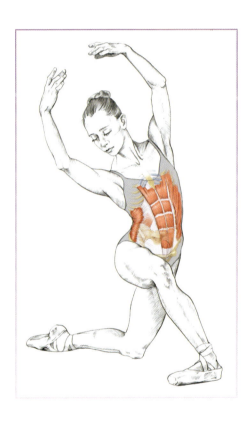

É muito fácil executar uma flexão lateral sem esforço, pois a força da gravidade o ajudará a inclinar-se, especialmente se você tiver flexibilidade. Para realizar um *cambré* lateral de modo seguro e esteticamente agradável, use os músculos oblíquos do abdome e quadrado do lombo para iniciar o movimento; sinta de fato os músculos contraírem-se ao puxarem você para o lado. Isso lhe oferece o suporte necessário, mas também o prepara para o próximo movimento, dependendo da coreografia. Lembre-se de alongar sua coluna vertebral antes do *cambré*. Se você deixar a força da gravidade incliná024-lo durante a flexão lateral, seus músculos não serão tonificados; o esforço recairá sobre as articulações da coluna vertebral. Será necessário mais esforço para ativar os músculos para continuar o movimento, mas então você estará atrasado em relação à música. Depois de praticar este exercício, fique em pé e execute uma série de flexões laterais, inicialmente devagar e em seguida mais rápido. Perceba como seus músculos estão preparados. Observe a elevação em seu tronco e a firmeza em sua cintura.

Abdominal clássico

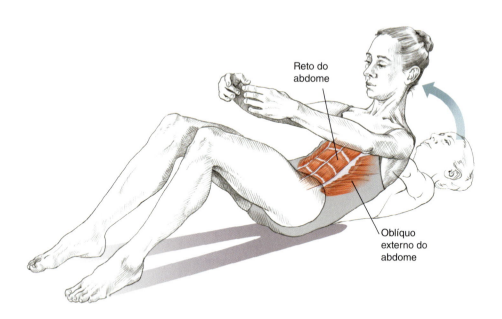

Execução

1. Deite-se em decúbito dorsal, com os joelhos flexionados e os pés afastados na largura dos quadris e apoiados no solo. Mantenha-se com os membros superiores em primeira posição de balé. (Também pode ser realizado com os membros superiores cruzados sobre o tórax, ao lado do corpo ou sobre os ombros.)
2. Ao expirar, contraia o músculo reto do abdome para levantar o tronco a 45° do solo. Estabilize a pelve; o sacro deve permanecer em contato com o solo. Concentre-se na flexão da parte superior do corpo; o mento se desloca gentilmente em direção à proeminência laríngea ("pomo de Adão").
3. Mantenha-se nessa posição por 2 a 3 segundos e visualize a contração das fibras do reto do abdome. Levante-se o suficiente para que suas escápulas percam o contato com o solo. Lembre-se de flexionar toda a porção superior da coluna vertebral.
4. Inspire enquanto retorna de modo controlado; não deixe que a força da gravidade o faça despencar repentinamente para o solo. Reorganize-se e repita de oito a dez vezes. Lembre-se de sentir o tronco movimentando-se em direção a uma pelve estável. Quando estiver mais forte, repita seis séries completas de dez.

⚠️ **DICA DE SEGURANÇA** Evite dar impulso com o pescoço e sobrecarregar os flexores do quadril. Tentar levantar o tronco mais que 45° ativará os flexores profundos do quadril, reduzindo a contração abdominal. O uso excessivo dos flexores do quadril pode causar hiperextensão da parte lombar da coluna vertebral e está associado ao risco elevado de lesão lombar. Não aumente o número de repetições a menos que seja capaz de manter o controle e o alinhamento.

Músculos envolvidos

Reto do abdome, fibras anteriores do oblíquo externo do abdome

Enfoque na dança

O *core* firme enfatizado neste capítulo não é importante apenas na prevenção de lesões, mas também é muito atraente. Lembre-se, contudo, de que você está realizando esse trabalho para melhorar sua técnica de dança. A força do reto do abdome também pode lhe proporcionar maior mobilidade torácica. Quanto mais forte for essa parte do tronco, maior será a amplitude de movimento na porção superior do corpo. Ao realizar uma coreografia que exija a flexão do tronco mantendo a posição neutra da pelve, você precisará visualizar as inserções na quinta, sexta e sétima costelas, assim como no esterno, tracionando e contraindo-se verticalmente para recurvar a coluna vertebral. Se tiver que manter-se nessa posição e talvez levantar um acessório ou um parceiro, você precisará ainda mais de força e tônus muscular. Utilize esse músculo para proporcionar potência durante a flexão do tronco, assim como para o alongamento excêntrico durante o retorno (extensão) da coluna vertebral. Não permita que o movimento comprima sua coluna; concentre-se mais nos músculos relacionados à coluna vertebral que contribuem para seu alongamento e o impulsionam.

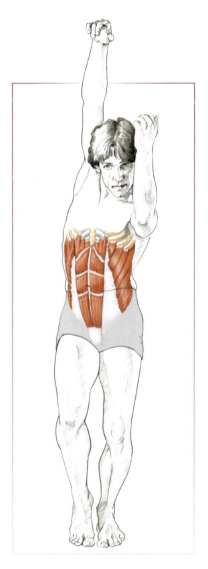

Abdominal oblíquo com pernas levantadas

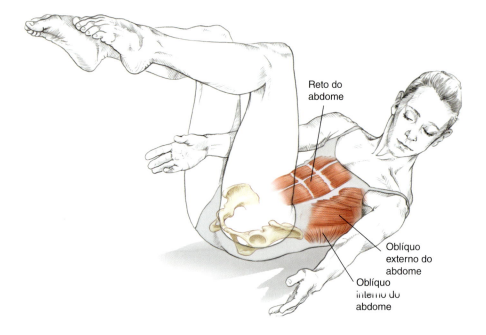

Execução

1. Deite-se em decúbito dorsal com os pés levantados de modo que os joelhos e os quadris formem ângulos de 90°. Mantenha-se com os membros superiores em primeira posição de balé. Fique em posição neutra e relaxe a nuca. Assegure-se de não expandir as costelas, causando extensão da parte superior do dorso.

2. Ao expirar, levante o tronco como fez no exercício anterior. Inclua uma rotação para esquerda, movimentando a cintura no plano transverso. Continue alongando a coluna vertebral, com os ombros retraídos e o tórax plano. Deixe o membro superior esquerdo movimentar-se junto à face lateral da coxa esquerda e o membro superior direito movimentar-se entre as coxas. Concentre-se nos músculos oblíquos do abdome levantando e rodando seu tronco.

3. Mantenha-se nessa posição de rotação. Insista na fixação da pelve no solo. Enquanto inspira, retorne devagar e de modo controlado à posição inicial. Repita com o outro lado. Execute até três séries de oito a dez repetições de cada lado.

⚠️ **DICA DE SEGURANÇA**   Evite a rotação da pelve, que poderá causar perda de estabilidade nos segmentos inferiores da coluna vertebral. A rotação da pelve reduz a contração dos oblíquos e aumenta a possibilidade de flexão ou extensão da parte lombar da coluna vertebral.

Músculos envolvidos

Reto do abdome, oblíquo externo do abdome, oblíquo interno do abdome

Enfoque na dança

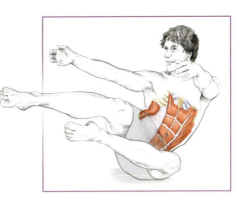

Todos os seus movimentos de rotação requerem potência no tronco; a força dos oblíquos do abdome o ajudará na execução de giros mais refinados. As coreografias modernas envolvem muito trabalho de solo com movimentos laterais e rotacionais; as técnicas de cair-levantar também requerem suporte dos músculos oblíquos. Os aquecimentos do jazz que enfocam os isolamentos serão mais eficientes se os oblíquos estiverem fortes. Cada vez que você executar este exercício, concentre-se no princípio "umbigo em direção à coluna vertebral"; isso proporcionará mais suporte para os segmentos inferiores da coluna e também uma cintura tonificada. Lembre-se da postura de fio de prumo; as fibras do músculo oblíquo estão em ótima posição para ajudá-lo com o alinhamento adequado entre a região torácica e a pelve. Elas tendem a ser negligenciadas, pois você dedica mais atenção ao reto do abdome. Equilibre seu programa de exercícios de modo a trabalhar todos os músculos do *core*.

VARIAÇÃO

Abdominal oblíquo avançado

1. Deite-se em decúbito lateral e flexione levemente os joelhos e os quadris. Estenda o membro superior esquerdo acima da cabeça e apoie a cabeça sobre ele. O membro superior direito deve ficar estendido ao lado do corpo. Coloque-se em posição neutra e não permita a anteversão da pelve.
2. Ao expirar, comece a levantar e rodar o tronco. Faça uma "varredura" com o membro superior esquerdo acima do solo até que os dois membros superiores toquem o membro inferior mais distante do solo. Seu tronco rodará para a direita e flexionará. Não deixe o quadril do lado do membro mais alto elevar-se. Mantenha a pelve estabilizada com os joelhos apoiados no solo.
3. Mantenha-se nessa posição por 2 a 4 segundos. Concentre-se na contração das fibras dos oblíquos do abdome para levantá-lo. Inspire e retorne de modo lento e controlado à posição inicial. Repita de dez a doze vezes de cada lado.

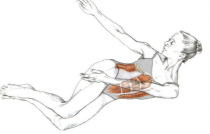

Prancha lateral

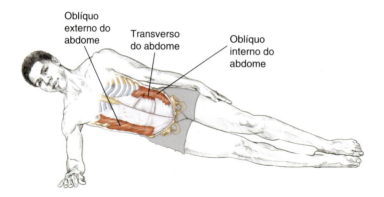

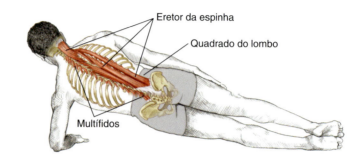

Execução

1. Deite-se em decúbito lateral com os membros inferiores estendidos e sobrepostos um ao outro. Mantenha a parte superior do corpo levantada, mas apoiada sobre o cotovelo direito. Posicione o antebraço direito voltado para a frente e o membro superior esquerdo apoiado no lado esquerdo de seu corpo. Concentre-se em seu *core*; sinta seu centro e seu equilíbrio. Mantenha os ombros abaixados.

2. Inspire para preparar-se. Ao expirar, force a escápula direita para baixo; ative os músculos do tronco e levante os quadris. Concentre-se no seu *core*; trabalhe no plano frontal para obter equilíbrio. Mantenha-se nessa posição por 2 a 4 segundos.

3. Enquanto inspira, retorne à posição inicial de modo controlado. Não deixe que a força da gravidade o derrube no solo. Sinta seu umbigo sendo tracionado em direção à coluna vertebral para ter segurança.

⚠️ **DICA DE SEGURANÇA** Evite apoiar-se sobre a articulação do ombro do membro superior de suporte. Mantenha-se com o tronco levantado enquanto pressiona a escápula de suporte para baixo.

Músculos envolvidos

Transverso do abdome, oblíquo externo do abdome, oblíquo interno do abdome, quadrado do lombo, eretor da espinha, multífidos

Enfoque na dança

Este é um excelente exercício para todo o seu *core* e realmente privilegia a formação de uma base sólida. Você mudou sua base de sustentação e precisa ter mais equilíbrio para manter o controle. Qualquer estilo contemporâneo que requeira trabalho no solo terá um aspecto mais equilibrado e imponente se você conseguir manter a estabilidade em seu *core*. Ao executar este exercício, visualize os diversos arranjos de fibras dos músculos do abdome envolvendo sua coluna vertebral e sinta sua contração intensa para sustentar a coluna. Visualize os profundos músculos multífidos contraindo-se para manter a estabilidade de cada vértebra. Lembre-se do princípio do alongamento axial enquanto mantém uma contração intensa dos músculos do abdome. Imagine que você está sendo levantado pelo seu parceiro nessa posição. Para que ele consiga levantá-lo, você precisa manter uma contração intensa de modo a tornar-se uma estrutura sólida. O sincronismo, a coordenação e a energia entre vocês tornariam esse movimento impressionante.

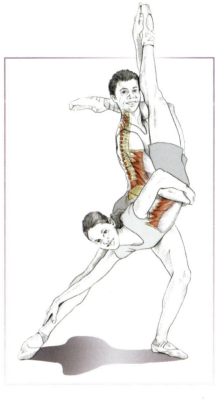

Durante a execução deste exercício, outros músculos são contraídos, em especial as fibras ascendentes (inferiores) dos trapézios. Esses músculos ajudam a manter a estabilidade das escápulas e regiões vizinhas, mas isso será discutido melhor no Capítulo 5.

Equilíbrio sobre o cóccix

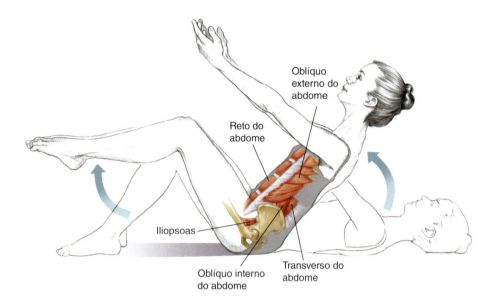

Execução

1. Deite-se em decúbito dorsal, com os joelhos flexionados e os pés afastados na largura dos quadris e apoiados no solo. Coloque os membros superiores ao lado do corpo em primeira posição. Organize o tronco de modo a obter a posição neutra; inspire ao preparar-se.

2. Ao expirar, sinta a contração do músculo transverso do abdome e, em seguida, execute uma pequena retroversão (inclinação posterior) da pelve. Levante simultaneamente o tronco e os joelhos enquanto estende os membros superiores para a frente.

3. Localize seu *core*; equilibre o movimento com a ação dos flexores dos quadris e a contração abdominal; sinta a estabilização da região lombar. Inspire e mantenha-se nessa posição por 4 segundos.

4. Durante a expiração, retorne devagar e de modo controlado à posição inicial. Enfatize a contração abdominal para proteger a região lombar. Repita de oito a dez vezes.

⚠️ **DICA DE SEGURANÇA**   Execute este exercício somente se possuir músculos abdominais muito fortes. Se essa musculatura estiver fraca, os flexores do quadril serão predominantes no movimento e levarão a uma extensão lombar.

Músculos envolvidos

Iliopsoas, transverso do abdome, reto do abdome, oblíquo externo do abdome, oblíquo interno do abdome

Enfoque na dança

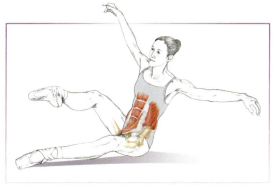

Um ótimo equilíbrio entre o controle abdominal e a força dos flexores do quadril pode ajudá-lo a desafiar a força da gravidade. Você pode sentir os membros inferiores tão pesados em um exercício como este que acaba se esforçando enormemente para executar, manter e completar o movimento. A resistência proporcionada pelos membros inferiores pode tracionar a região inferior da coluna vertebral, aumentando o risco de lesão; além disso, o movimento perde qualidade estética. Você quer desenvolver uma base coordenada em seu tronco. A dança não admite que você enfoque apenas um único grupo muscular em um dado momento; ela exige a colaboração de todos os grupos musculares. Você é responsável por determinar a sincronia exata dessa colaboração. Do mesmo modo que em outros padrões desafiadores de dança, não deixe seu impulso controlar o movimento. Concentre suas energias, pois você deve retornar ou deslocar-se para outra posição de modo controlado. A compreensão dos verdadeiros benefícios do controle lhe proporcionará a possibilidade incrível de desafiar a força da gravidade.

VARIAÇÃO
Equilíbrio sobre o cóccix avançado

1. Inicie na mesma posição e inspire ao preparar-se.
2. Durante a expiração, contraia os transversos do abdome. Execute uma pequena retroversão da pelve e levante o tronco e os membros inferiores ao mesmo tempo.
3. Mantenha os joelhos estendidos. Atinja seu ponto de equilíbrio e enfatize o *core* firme e o controle da região lombar. Inspire por 4 segundos.
4. Ao expirar, retorne à posição inicial de modo controlado. Mantenha-se firme e não deixe a força da gravidade derrubá-lo.

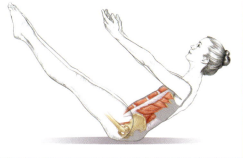

Cisne modificado

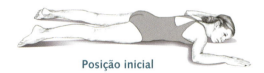

Posição inicial

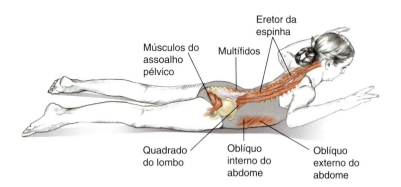

Eretor da espinha
Músculos do assoalho pélvico
Multífidos
Quadrado do lombo
Oblíquo interno do abdome
Oblíquo externo do abdome

Execução

1. Deite-se com a face voltada para o solo e apoie os membros superiores no solo, com os ombros e os cotovelos em um ângulo de 90°. Os membros inferiores ficam estendidos no solo, com uma pequena rotação lateral, e um pouco mais afastados que a largura dos quadris. Alongue a coluna vertebral; comprima suavemente as nádegas e os túberes isquiáticos.

2. Ao inspirar, comece a levantar a parte superior do corpo no plano sagital, enquanto os membros superiores permanecem no plano frontal, mantendo a posição 90/90. Sinta uma extensão uniforme em toda a coluna vertebral. Tente levantar o esterno do solo. Mantenha-se nessa posição por 4 segundos.

3. Durante a expiração, continue o alongamento axial e retorne de modo controlado à posição inicial. Enfatize o suporte abdominal e a contração dos músculos do assoalho pélvico. Repita oito vezes.

⚠️ **DICA DE SEGURANÇA** Estenda o alongamento até a nuca para evitar a hiperextensão do pescoço e possível estiramento. Lembre-se de que o movimento deve ocorrer em todas as partes da coluna vertebral, não apenas na região lombar e no pescoço.

Músculos envolvidos

Eretor da espinha, multífidos, músculos do assoalho pélvico, quadrado do lombo, oblíquo externo do abdome, oblíquo interno do abdome

Enfoque na dança

A extensão da coluna vertebral ocorre em todos os estilos de dança. A Rainha dos Cisnes exibe sua flexibilidade natural na coluna vertebral, assim como o dançarino avançado de jazz em sua posição característica. O segredo está na sincronização e no alongamento axial. Antes de realizar qualquer tipo de extensão na coluna vertebral, lembre-se de alongá-la em toda sua extensão; sinta-se como se estivesse crescendo em altura. Visualize os músculos multífidos contraindo-se para proporcionar controle profundo e os eretores da espinha ajudando-o a estender a coluna vertebral. A força nos músculos do abdome também irá reforçar e sustentar sua coluna na parte anterior do corpo. Essa é uma ótima preparação para o *arabesque*. Visualize os segmentos

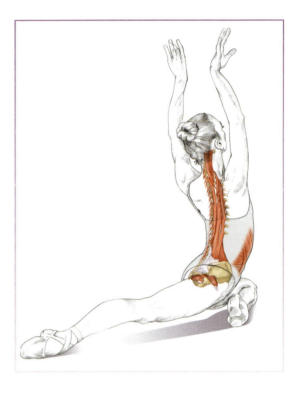

superiores de sua coluna executando movimentos individuais durante a extensão e um lindo levantamento do tórax para produzir esse longo arco. Lembre-se sempre de que a respiração o ajudará. Inspire durante a extensão e sinta o abdome alongar-se e o diafragma descer. Você ficará surpreso pela grande amplitude de movimento que ainda poderá desenvolver. Deixe a expiração ajudá-lo durante o retorno enfatizando a fixação abdominal e a sustentação do assoalho pélvico. Você está preparado; sua base está firme e você está pronto para exibir sua incrível flexibilidade vertebral.

Rotação de tronco

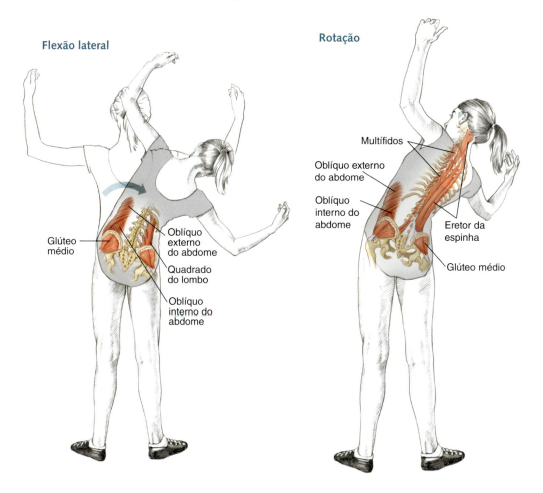

Execução

1. Fique em pé com os membros inferiores em discreta rotação lateral. Os cotovelos e ombros devem estar flexionados em 90°. Fique em posição neutra criando alongamento axial.
2. Ao inspirar, levante-se pelo *core* e incline-se para o lado direito no plano frontal. Visualize o movimento em toda a parte torácica da coluna vertebral.
3. Continue então executando a rotação da parte superior do corpo com extensão. Movimente a cintura em seu plano transverso, retraindo o ombro esquerdo. A cabeça e o pescoço devem acompanhar. Preserve a distância entre os ombros e a lateral do tórax.
4. Expire e mantenha o controle. Contraia os músculos do abdome para inverter o movimento e retornar à posição inicial. Repita do outro lado, realizando um total de quatro a seis repetições de cada lado.

⚠ **DICA DE SEGURANÇA** Insista na sustentação da região lombar durante todo o exercício para proteger os segmentos inferiores da coluna vertebral.

Músculos envolvidos

Flexão lateral: oblíquo externo do abdome, oblíquo interno do abdome, quadrado do lombo

Rotação: multífidos, eretor da espinha, oblíquo externo do abdome, oblíquo interno do abdome

Estabilidade: glúteo médio

Enfoque na dança

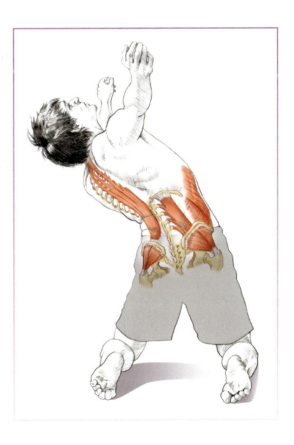

Deixe que esse movimento amplie sua consciência corporal. Não foque apenas a amplitude da flexão lateral que você consegue realizar; concentre-se na articulação de cada vértebra em sua coluna. Enquanto movimenta o tronco para o lado direito, você também precisa estabilizar a pelve de modo que o quadril não levante do lado esquerdo. Nos aquecimentos do jazz, você deve criar isolamentos, separando as regiões do corpo uma da outra. Este exercício possibilita uma experiência semelhante. No balé, o *grand cambré en rond* requer movimento eficaz na parte superior do dorso e estabilização da pelve. Lembre-se dos seus planos de movimento; permaneça no plano frontal enquanto se movimenta para o lado. Muitas vezes você tem a tendência de arquear a região lombar, expandir as costelas e avançar além do plano frontal. Visualize as quatro camadas de seu abdome e as várias direções das fibras musculares formando sua "cinta abdominal". O movimento torna-se mais desafiador quando você executa rotação com extensão. Agora você está se movimentando em seu plano transverso; perceba como o movimento fica claro e organizado quando você visualiza seus planos e o alongamento que ocorre na coluna vertebral e no tórax. Note a linda curvatura produzida por sua coluna vertebral.

MEMBROS SUPERIORES – CÍNGULO E PARTE LIVRE

CAPÍTULO 5

Todas as formas de dança requerem um trabalho eficiente dos membros superiores para proporcionar potência, beleza, equilíbrio e impulso. Seus membros superiores são fundamentais para giros e mudanças de direção. Professores e coreógrafos costumam dizer "isole os braços dos ombros" e "mantenha os ombros abaixados", mas você realmente entende essas dicas? O foco deste capítulo é a obtenção da eficiência do movimento no complexo articular do ombro pela estabilidade da escápula. Após entender a coordenação do movimento do membro superior com a parte superior do corpo, seus ombros ficarão mais firmes, de modo que os braços, cotovelos e punhos possam mover-se livremente com estilo e graça.

A articulação do ombro, assim como o controle muscular, é complexa e bastante móvel. O cotovelo e o punho permitem movimentos ainda mais especializados a fim de criar fluidez durante o movimento do membro superior de uma posição para a outra. O fortalecimento dos músculos que controlam o ombro o ajudará a movimentar-se melhor a partir do *core*. Os dançarinos precisam desse controle para executar levantamentos e as dançarinas, para movimentos coordenados. Mesmo que a maioria das lesões esteja relacionada aos membros inferiores, o ombro não deve ser esquecido e merece sua atenção.

Anatomia óssea

Os ossos que compõem o complexo articular do ombro são a clavícula, a escápula e o úmero. Este último se estende inferiormente até a articulação do cotovelo, onde se articula com o rádio e a ulna. Esses dois ossos continuam distalmente para conectarem-se aos ossos carpais (punho), que, por sua vez, articulam-se com os metacarpais (parte média da mão), e estes com as falanges (dedos) (ver Fig. 5.1).

No tórax, a clavícula articula-se com o esterno por meio de sua extremidade medial. A extremidade lateral da clavícula conecta-se a uma projeção óssea da escápula, o acrômio. As duas clavículas formam uma bela linha transversal que cruza anteriormente o esterno e podem ser observadas com facilidade através da pele. Os instrutores baseiam-se nessa região para orientá-lo a "abrir o peito", que é a sensação incrível de apresentar-se à plateia.

A escápula é um osso com formato triangular que desliza sobre a região posterior das costelas. Ela possui uma depressão rasa, onde se articula o úmero, denominada cavidade glenoidal. A escápula possui uma face anterior, ou costal (situada sobre as costelas), e outra posterior (que apresenta uma discreta saliência denominada espinha). A extremidade da espinha da escápula dá origem ao acrômio. Há outra projeção óssea denominada processo coracoide, importante pelos vários músculos que nele se inse-

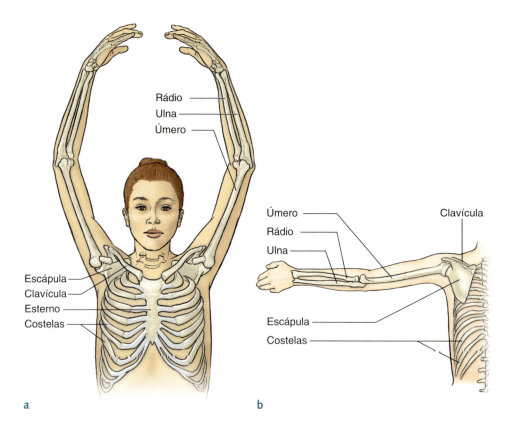

Figura 5.1 Ossos do complexo articular do ombro: (a) vista anterior; (b) vista posterior.

rem. A escápula é um osso surpreendente que permite a inserção de vários músculos e atua como suporte para o ombro.

Movimento articular básico

Embora existam várias articulações relacionadas ao complexo articular do ombro que podem produzir movimento, nosso foco incide particularmente em duas delas: a articulação escapulotorácica (representada pela conexão da escápula com as costelas) e a articulação glenoumeral (onde o úmero se articula na cavidade glenoidal). Em sua posição junto às costelas, a escápula pode ser levantada, abaixada, abduzida (afastada do centro, ou seja, da linha mediana) e aduzida (deslocada em direção à linha mediana). Esse osso também pode movimentar-se em curva para cima ou para baixo, descrevendo uma rotação superior ou inferior, respectivamente. Você já deve ter visto uma escápula alada – ela é criada pelo ângulo inferior que se projeta lateralmente, dando um aspecto de pequenas asas à parte superior do dorso. A escápula alada pode ser notada em algumas dançarinas jovens e magras com pequenos desequilíbrios musculares. Isso ocorre por causa da debilidade muscular e da ausência de contato total entre a escápula e a caixa torácica.

A cavidade glenoidal compõe uma articulação esferóidea mantida por fortes músculos. Essa articulação é relativamente forte, mas possui uma cavidade rasa – apenas um terço a um quarto da cabeça do úmero se adapta a essa cavidade. A articulação glenoumeral permite a realização de flexão e extensão no plano sagital, abdução e adução no plano frontal e rotação lateral e medial no plano transverso. Ela também pode movimentar-se em abdução e adução horizontais. Como a articulação glenoumeral não é muito profunda, a estabilidade é importante para reduzir o risco de lesão.

Levante e abaixe os ombros por um instante. Visualize o movimento ocorrendo entre as escápulas e as costelas. No plano frontal, levante os braços para o lado e abaixe-os. Visualize o movimento das escápulas ao deslizarem sobre as costelas. Rode o úmero no interior da cavidade glenoidal; note a amplitude de movimento nessa articulação. Os músculos que produzem movimento na articulação glenoumeral estendem-se entre o úmero e a escápula. Os músculos que possibilitam movimento ao redor da escápula estendem-se entre a escápula e o úmero, o esterno, a clavícula, a coluna vertebral e as costelas. O fortalecimento dos músculos que se inserem na escápula melhorará o posicionamento da parte superior do corpo e o alinhamento do ombro e possibilitará que forças de energia e grandes amplitudes de movimento sejam distribuídas de modo mais eficiente por toda a articulação glenoumeral. Isso lhe proporcionará melhor controle e o ajudará a movimentar-se mais a partir do *core*. O aquecimento básico necessário para cada técnica de dança não é suficiente para a estabilidade do ombro. Por isso, neste capítulo, há vários exercícios para o ombro; utilize-os para aquecimento e fortalecimento.

As articulações entre o úmero e a ulna e entre o úmero e o rádio trabalham juntas como uma dobradiça (gínglimo). O movimento de dobradiça associado à rotação ocorre onde as extremidades distais do rádio e da ulna se articulam com os ossos carpais. Isso permite pronação (movimento da palma da mão para baixo) ou supinação (movimento da palma da mão para cima). Em alguns dançarinos, ocorre hiperextensão no cotovelo (movimento extremo além da extensão) quando o braço e o antebraço estão alinhados. A hiperextensão pode gerar estresse nos ligamentos, especialmente quando se cai sobre o cotovelo estendido. É importante equilibrar a força entre os flexores e os extensores do cotovelo para ajudar a controlar o movimento na articulação do cotovelo. Esse princípio também é válido para os diversos ossos do punho. O escafoide, em particular, apresenta risco de lesão durante uma queda e é difícil de ser observado em uma radiografia. O equilíbrio entre flexibilidade e tônus muscular no antebraço proporciona a fluidez harmoniosa necessária para um elegante *port de bras*, movimento de braço contemporâneo e criativo, e para habilidades de força com parceiros e movimentos gestuais.

Mecânica muscular

A beleza e o estilo do seu *port de bras* vêm de uma musculatura do ombro equilibrada e potente. Você sabe quão inspirador é criar expressões únicas com os membros superiores, mas você sabe como criar essas expressões? Mais uma vez, entender quais músculos são ativados lhe proporcionará melhor compreensão do movimento; e uma melhor compreensão significa mais qualidade e menor quantidade de movimento.

Manguito rotador

Para entender a mecânica, vamos analisar as duas articulações principais que produzem movimento no ombro. A articulação glenoumeral é estabilizada por um grupo de quatro músculos profundos denominado manguito rotador (Fig. 5.2a). Os músculos que constituem o manguito são o supraespinal, o infraespinal, o redondo menor e o subescapular. Suas inserções conectam a cabeça do úmero com a escápula e proporcionam estabilidade, algum movimento rotacional e abdução. O supraespinal, o infraespinal e o redondo menor trabalham juntos para criar uma força espantosa que mantém a articulação do ombro estável, de modo que, cada vez que você levantar os braços, seu úmero não comprimirá o acrômio. Se os músculos do manguito rotador estiverem fracos, a força será ineficaz para gerar estabilidade na articulação do ombro. Essa compressão crônica causa dor e edema e pode levar a um distúrbio denominado síndrome do impacto.

Escápula

Você aprendeu que a escápula se movimenta em vários planos. Quando o úmero começa a se movimentar, ele se eleva primeiro, seguido então pela escápula. Por exemplo, ao levantar o braço em flexão para a frente, você executa cerca de 45° a 60° de movimento na articulação glenoumeral antes que a escápula comece a se movimentar. Ao levantar o braço para o lado (abdução), você descreve cerca de 30° de movimento na mesma articulação antes que a escápula se movimente. A proporção de movimento da articulação glenoumeral e da escápula é de 2 para 1. Sua escápula e seu braço devem se movimentar juntos nessa proporção para evitar a compressão do acrômio pelo úmero. Se os músculos que se inserem na escápula estiverem fracos, ela desempenhará um controle ineficiente na articulação do ombro. Se você trabalhar o fortalecimento dos músculos a seguir, a escápula terá maior possibilidade de servir como suporte para os movimentos do membro superior.

Determinados músculos desempenham um papel essencial no posicionamento da parte superior do corpo e são responsáveis por estabilizar a escápula e gerar movimento eficiente (Fig. 5.2a). O músculo trapézio tem inserção medial na base do crânio; todas as vértebras cervicais e torácicas têm inserção distal na porção lateral da clavícula e na face superior do acrômio e da espinha da escápula. O trapézio é dividido em partes descendente (superior), transversa (média) e ascendente (inferior). Se a parte descendente for mais forte que as outras duas, os ombros serão levantados, gerando tensão, desequilíbrio e fadiga. Essa tensão poderá atrapalhar uma combinação de saltos, giros e equilíbrios. As partes transversa e ascendente desse músculo são responsáveis por tracionar a escápula em sentido inferior e medial, gerando equilíbrio. Quando precisar puxar os ombros para baixo, imagine a escápula deslizando em sentido inferior. Quando estiver girando, levantando um parceiro, segurando objetos ou levantando os braços, pense também em deslizar a escápula para baixo.

O levantador da escápula e os romboides são músculos localizados sob o trapézio. Possuem sua inserção medial em várias vértebras cervicais e torácicas e inserção lateral na margem medial da escápula. Devido às suas inserções na escápula, esses músculos podem levantá-la e promover sua rotação inferior. O músculo serrátil anterior conecta as oito ou nove primeiras costelas à escápula, e o peitoral menor conecta as costelas II-V à escápula (Fig. 5.2b). O levantador da escápula e os romboides também pro-

MEMBROS SUPERIORES – CÍNGULO E PARTE LIVRE 77

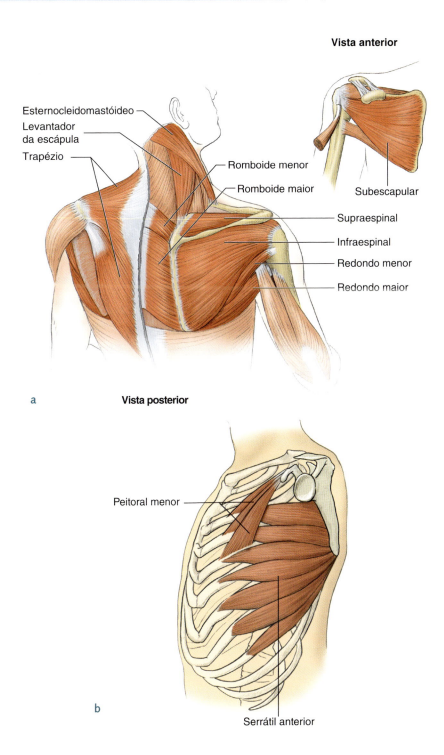

Figura 5.2 (a) Músculos conectados à escápula e do manguito rotador. (b) Músculos fixadores.

porcionam movimento substancial à escápula. A escápula alada está relacionada à debilidade do músculo serrátil anterior e da parte ascendente do trapézio.

Músculos glenoumerais

Os músculos que conectam o úmero ao tronco são responsáveis pelos maiores movimentos dinâmicos dos braços. O peitoral maior é um músculo largo situado na face anterior do tórax e conecta o esterno, a clavícula e várias costelas ao úmero (Fig. 5.3a). O peitoral maior pode tracionar os braços para a frente e uni-los. Em quase todas as combinações de giros, os braços são tracionados medialmente por esse músculo. Isso gera algum tipo de potência coordenada para o giro.

O músculo deltoide divide-se em três partes: clavicular (anterior), acromial (média) e espinal (posterior). Cada parte produz movimento para a frente, para o lado ou para trás. Oculto sob o peitoral maior e a parte clavicular do deltoide está o coracobraquial, um músculo pequeno, porém capaz de produzir flexão e adução do ombro.

O latíssimo do dorso é o músculo largo das costas que conecta o úmero às seis últimas vértebras torácicas e às cinco lombares, ao sacro e às três últimas costelas (Fig. 5.3b). Esse músculo promove adução, rotação medial, extensão e abaixamento do úmero. Agora você pode perceber a importância de cada músculo do complexo articular do ombro e pode entender como é essencial manter o equilíbrio entre força e flexibilidade dos músculos que produzem os movimentos especializados e elaborados exigidos pelas coreografias de dança.

Músculos do membro superior

A articulação do cotovelo pode flexionar e estender e é controlada por músculos específicos que produzem esses movimentos. O bíceps braquial flexiona o cotovelo

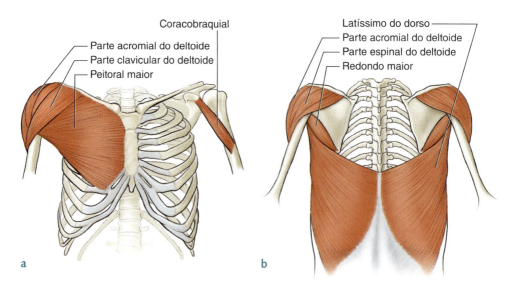

Figura 5.3 Músculos glenoumerais: (a) vista anterior; (b) vista posterior.

e conecta a escápula ao rádio (Fig. 5.4a). O tríceps braquial estende o cotovelo e o ombro; ele conecta a escápula e a porção proximal do úmero à ulna (Fig. 5.4b). O bíceps e o tríceps braquiais possuem mais de uma inserção proximal, denominadas cabeças. O bíceps braquial tem duas cabeças de inserção proximal e o tríceps, três. Em posição profunda ao bíceps braquial está o músculo braquial; ele conecta a porção distal do úmero à ulna.

Os músculos do antebraço promovem pronação e supinação, assim como flexão e extensão do punho (Fig. 5.5). O fortalecimento desses pequenos músculos é importante para algumas coreografias extremas. Em alguns casos, você precisa apoiar-se sobre as mãos, levantar outros dançarinos e cair sobre as mãos. A força no antebraço é importante para segurar objetos e trabalhar com parceiros. Muitos estilos de dança com parceiro requerem movimentos coordenados das mãos e dos antebraços. Os exercícios deste capítulo estabilizarão o ombro, o cotovelo e o punho.

Movimentação dos membros superiores

No balé clássico, a movimentação dos membros superiores é denominada *port de bras*, mas em cada estilo de dança esse deslocamento completa o movimento. Todo *port de bras* do balé clássico deve ser executado com fluidez, mas também deve estar associado à estabilidade escapular. Quando os membros superiores sobem até a quinta posição, a parte clavicular do deltoide e o peitoral maior são os motores primários; a escápula deve estar estabilizada e rodar superiormente, sem se elevar. O serrátil anterior e a parte ascendente do trapézio devem contrair-se para permitir o movimento equilibrado da escápula e do úmero. Há uma tendência a levantar os braços sem muito controle, causando a elevação do úmero e da escápula e, consequentemente, sobrecarregando a parte descendente dos trapézios. Lembre-se da proporção 2:1; estabilize a escápula e contraia o serrátil anterior e a parte ascendente do trapézio; e, então, deixe o úmero movimentar-se livremente. Essa estratégia é universal para todas as técnicas de dança e treinamentos. Os movimentos do jazz contemporâneo que ocorrem no hip-hop exigem o mesmo princípio do 2:1.

Na dança irlandesa, os praticantes dançam habilmente com os membros superiores junto às laterais do corpo. A porção superior do corpo deve estar firme e as escápulas, ancoradas na região posterior das costelas. O tríceps braquial precisa ser forte, já que os cotovelos estão em completa extensão. Para manter os membros superiores firmemente junto às laterais do corpo, o peitoral maior deve manter-se em contração isométrica. Todos os músculos conectados às escápulas são contraídos para estabilizá-las.

Na dança moderna tradicional, os membros superiores ultrapassam sua amplitude normal de movimento. Espera-se que eles realizem flexão, extensão, rotação medial e lateral, e variações de todos esses movimentos. Vamos observar o que acontece quando você realiza a extensão do braço e do ombro. A parte espinal do deltoide e o latíssimo do dorso contraem-se e a escápula precisa ser rodada inferiormente e sofrer discreta adução; por essa razão, os romboides e a parte ascendente do trapézio devem se contrair. Agora você entende como é importante fortalecer os músculos de toda a porção superior do corpo.

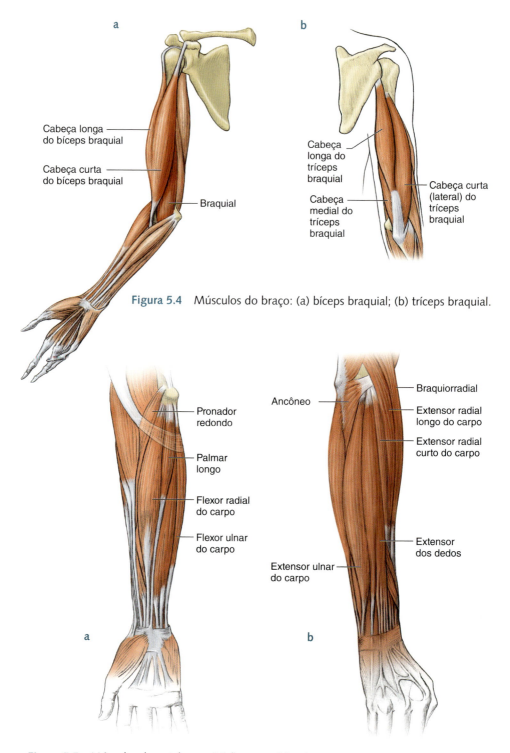

Figura 5.4 Músculos do braço: (a) bíceps braquial; (b) tríceps braquial.

Figura 5.5 Músculos do antebraço: (a) flexores; (b) extensores.

Exercícios com enfoque na dança

Na maioria dos casos, os dançarinos tendem a apresentar debilidade dos músculos serráteis anteriores, romboides e da parte ascendente dos trapézios. Grande parte dos exercícios deste capítulo possui repetições adicionais para melhorar sua força. Não aumente o número de repetições se você não for capaz de manter a boa forma na execução dos movimentos. Concentre-se no alinhamento da articulação do ombro e relaxe o pescoço e a região superior dos ombros. Utilize os padrões de respiração do Capítulo 3 para incorporar seu *core* aos exercícios. Ao respirar, lembre-se de mover as costelas em um padrão tridimensional. Quando estiver se sentindo mais forte, notará que está trabalhando de modo mais eficiente a partir de seu *core*. Os instrutores também perceberão seu progresso à medida que você incorporar as correções sugeridas.

Ao receber uma instrução como "isole os braços dos ombros", lembre-se de que sua escápula recebe várias inserções musculares que permitem controlá-la melhor, de modo que o úmero, o cotovelo e o punho possam movimentar-se livremente. Quando alguém lhe disser "abaixe os ombros", concentre-se menos na parte descendente do trapézio e mais na parte inferior desse músculo, e também no serrátil anterior e nos romboides. Se estiver em dúvida sobre o que fazer com as escápulas aladas, concentre-se em exercitar a parte ascendente do trapézio e o serrátil anterior.

Rotações lateral e medial

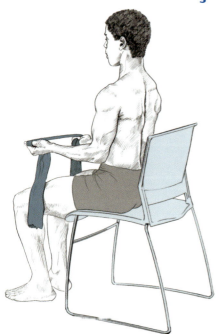

Rotação lateral: posição inicial

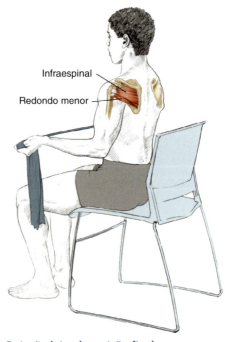

Rotação lateral: posição final

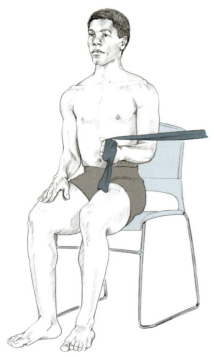

Rotação medial: posição inicial

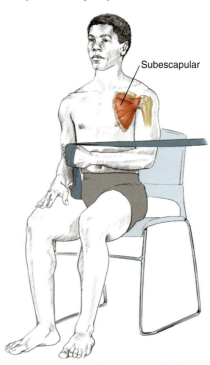

Rotação medial: posição final

Execução da rotação lateral

1. Sente em uma cadeira e flexione os cotovelos em 90° ao lado do corpo. Direcione os antebraços para a frente com as palmas das mãos voltadas medialmente. Estique uma faixa elástica com as duas mãos. Inspire ao preparar-se e deslize as escápulas para baixo.
2. Ao expirar, comece a rodar os braços para a lateral contra a resistência da faixa, mantendo os cotovelos junto à cintura. Mantenha-se nessa posição por 2 a 4 segundos e sinta a força na articulação do ombro. Expanda a região anterior do tórax.
3. Enquanto inspira, retorne devagar e de modo controlado, mantendo as escápulas abaixadas. Repita doze vezes, executando até três séries.

Execução da rotação medial

1. Coloque-se na mesma posição inicial da rotação lateral, porém a faixa elástica deve resistir a partir de um ponto situado ao lado do corpo. Inspire ao preparar-se e mantenha as escápulas abaixadas.
2. Ao expirar, puxe a faixa em sentido medial contra a resistência. Fique nessa posição por 2 a 4 segundos, mantendo os cotovelos junto à cintura.
3. Inspire para retornar de forma controlada. Repita doze vezes, executando até três séries.

Músculos envolvidos

Rotação lateral: redondo menor, infraespinal

Rotação medial: subescapular

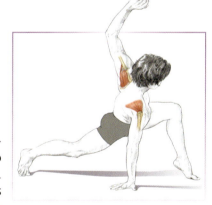

Enfoque na dança

Só as aulas de dança não proporcionam força suficiente ao manguito rotador. Um condicionamento extra melhorará o trabalho dessa articulação. Apesar de as lesões no ombro não serem as mais comuns na dança, quando elas ocorrem, você precisa de tratamento, descanso, reabilitação e aprimoramento da técnica, fazendo com que você fique um tempo afastado da dança. A articulação do ombro (glenoumeral) já é fraca em decorrência de sua cavidade rasa. Se você for flexível nessa articulação, como alguns dançarinos, então é ainda mais importante aumentar sua estabilidade. A carga que incide no ombro em vários estilos de dança pode ser intensa; o trabalho com parceiro e os levantamentos requerem força em todas as amplitudes de movimento do ombro. Você também pode precisar cair sobre as mãos, tendo que suportar todo o peso do corpo nos membros superiores. Ao executar qualquer movimento de dança em que o esforço seja aplicado no ombro, visualize os músculos do manguito rotador formando uma cinta resistente de proteção. Isso proporcionará estabilidade à articulação do ombro, sem sacrifício da fluidez necessária à parte superior do corpo.

Wall press

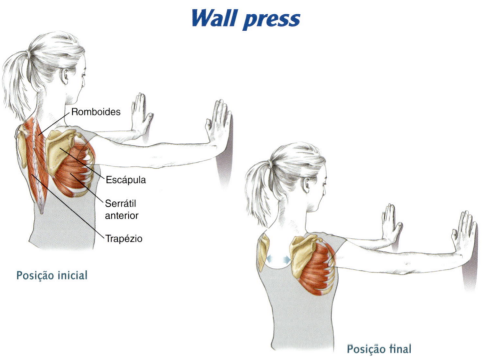

Execução

1. Fique em pé de frente para uma parede. Incline-se em direção à parede com as mãos na altura dos ombros e os cotovelos estendidos. Reforce o controle do *core* e inspire ao preparar-se.
2. Ao expirar, pressione contra a parede, mantendo os cotovelos estendidos. Faça com que as duas escápulas deslizem sobre a caixa torácica como se suas margens laterais fossem puxadas em direção à região anterior do corpo; a parte superior do dorso pode ficar ligeiramente convexa.
3. Enquanto inspira, deixe as escápulas retornarem para trás ao mesmo tempo. O movimento ocorre nas escápulas. Repita de dez a doze vezes e execute até três séries.

Músculos envolvidos

Protração: serrátil anterior

Retração: romboides, partes transversa e ascendente do trapézio

Enfoque na dança

Ao observar esse movimento, você pode achar que ele é importante apenas para homens. Contudo, na verdade, a debilidade no serrátil anterior pode causar a escápula alada. A fraqueza nos músculos romboides e na parte ascendente do trapézio pode causar ombros caídos; esses dois desalinhamentos ocorrem com frequência também em mulheres. Se você for um instrutor, essa informação pode ajudá-lo a fornecer um importante *feedback*. Ao observar como a escápula trabalha durante seu movimento sobre a caixa torácica, você será capaz de ajudar seus alunos com exercícios para reduzir a escápula alada e os ombros caídos. Pode ser confuso para os dançarinos entender correções para diminuir a queda dos ombros, quando não sabem exatamente quais músculos utilizar. Concentre-se no deslizamento das escápulas em sentido inferior e medial, como se as deixasse

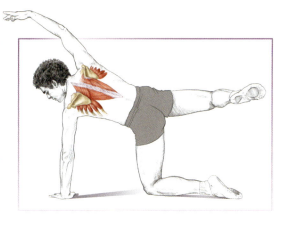

cair nos bolsos opostos da parte de trás das calças. Quando estiver habituado com esse movimento, expanda o tórax e visualize as escápulas apoiadas sobre as costelas. Lembre-se de movimentar somente as escápulas, para a frente e para trás, e não a coluna vertebral, como nos isolamentos do jazz durante os aquecimentos. Você está isolando as escápulas da coluna vertebral. Utilize sempre a respiração como auxílio.

VARIAÇÃO

Flexão no solo modificada

1. Comece em posição básica de flexão com os joelhos apoiados no solo. Contraia a musculatura do *core* para estabilizar a coluna vertebral. Os punhos devem estar alinhados diretamente sob os ombros. Deslize as escápulas para baixo em direção aos quadris.
2. Inspire ao preparar-se, mantendo o tronco estável. Ao expirar, faça força como se estivesse empurrando o solo, contraindo o serrátil anterior e protraindo as escápulas em torno da caixa torácica. Mantenha os cotovelos levemente travados.
3. Ao inspirar, deixe as escápulas retornarem para trás e se aproximarem, acentuando a retração dos ombros. Mantenha a estabilidade do tronco e repita de dez a doze vezes.

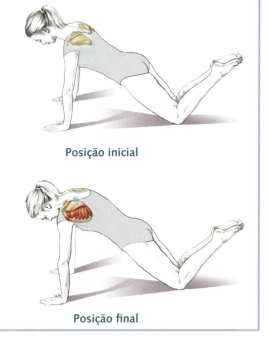

Posição inicial

Posição final

Port de bras

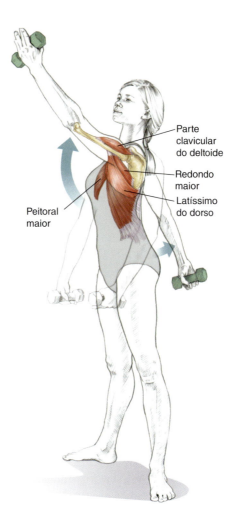

Execução

1. Fique firme em pé, com os membros inferiores afastados na largura dos quadris e os pés paralelos ou voltados para a lateral. Segure um pequeno peso em cada mão. Mantenha a coluna vertebral e a pelve em posição neutra.
2. Movimente o membro superior esquerdo até a quinta posição no alto enquanto executa a extensão do membro oposto. Dê ênfase à estabilidade escapular. A cabeça e o olhar podem acompanhar a extremidade do membro levantado. Respire sem esforço durante todo o movimento.
3. Mantenha-se nessa posição por 2 a 4 segundos. Sinta a expansão da parte superior do tórax. Retorne de modo controlado e repita do outro lado, executando pelo menos doze repetições.

⚠️ **DICA DE SEGURANÇA** Organize seu posicionamento para manter a estabilidade da coluna vertebral, obtendo segurança. Ao executar movimentos com os membros superiores, evite levantar o tórax e estender a região lombar.

Músculos envolvidos

Flexão do ombro: parte clavicular do deltoide, peitoral maior

Extensão do ombro: peitoral maior, latíssimo do dorso, redondo maior

Enfoque na dança

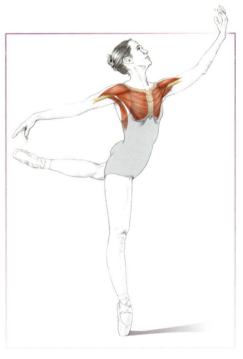

O balé básico salienta as posições estilizadas dos membros superiores isolados dos ombros. A parte superior do dorso é mantida com um leve efeito de elevação. A escápula é separada da articulação do ombro, enfatizando o posicionamento corporal estável. Quando o ombro se movimenta para a frente, note a contração da parte clavicular do deltoide e do peitoral maior, não da parte descendente do trapézio, que leva à elevação do ombro. Quando o membro superior desce a partir da quinta posição, a força da gravidade auxilia a maior parte do movimento; mas quando o membro se movimenta para trás do corpo, os extensores do ombro são contraídos. O *épaulement* permite ainda mais consciência, por meio de um leve giro do tronco que dá ao movimento dos membros superiores uma dimensão ainda maior. Apesar da mudança de movimento no tronco, os membros mantêm sua elegância pela importância dada à estabilidade escapular. Quando o membro superior desce e se estende para trás, ocorre uma discreta rotação medial na articulação do ombro. Execute delicadamente esse deslocamento e sinta um movimento leve e confortável nessa articulação.

Flexão unilateral de cotovelo

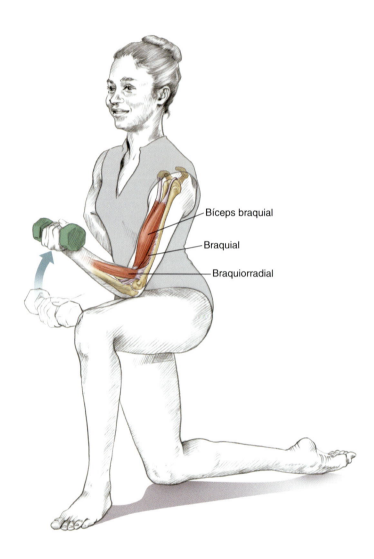

Execução

1. Ajoelhe-se sobre o membro inferior direito e segure um pequeno peso com a mão esquerda, apoiando o cotovelo sobre a coxa esquerda. Inspire ao preparar-se.
2. Ao expirar, flexione o cotovelo, mantendo o braço fixo. Atente para a estabilização da escápula.
3. Mantenha-se nessa posição por 2 a 4 segundos. Concentre-se na contração das fibras do bíceps braquial e, em seguida, retorne de modo lento e controlado até a posição inicial. Repita de dez a doze vezes, executando até três séries. Comece com carga leve e aumente gradualmente o peso conforme se tornar mais forte.

⚠ **DICA DE SEGURANÇA** Não hiperestenda o cotovelo, pois isso poderá sobrecarregar os pequenos ligamentos dessa articulação. Mantenha o punho firme e evite hiperestendê-lo a fim de não causar estiramento na mão e no antebraço.

Músculos envolvidos

Bíceps braquial, braquial, braquiorradial

Enfoque na dança

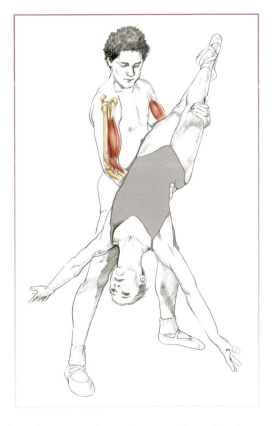

A flexão de cotovelo é usada com frequência em vários movimentos da dança. Dança com parceiro, levantamentos, quedas no solo, trabalho de resistência com outro dançarino e pantomimas requerem vários movimentos que envolvem flexão de cotovelo. A força no bíceps braquial protege o cotovelo de lesões por hiperextensão, mas também ajuda em vários movimentos com flexão de ombro. É difícil segurar outro dançarino, em especial quando o peso do corpo dele é completamente sustentado pelos músculos anteriores do ombro e do antebraço. Para que o parceiro sustente o peso, é extremamente importante conseguir utilizar os músculos bíceps braquiais em sincronia com a estabilização do ombro, reduzindo a chance de lesão. A debilidade desse músculo gera um alinhamento deficiente e sobrecarrega outras estruturas. Para algumas mulheres que têm maior mobilidade na articulação do cotovelo, a força do músculo bíceps braquial combinada com a dos extensores do cotovelo proporcionará maior proteção para a articulação e reduzirá os riscos de lesão causados pela hiperextensão do cotovelo.

Extensão bilateral de cotovelo

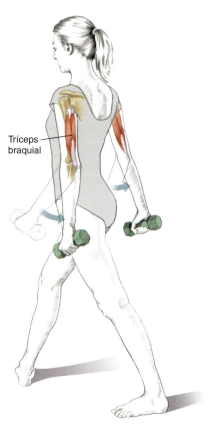

Tríceps braquial

Execução

1. Fique em pé, com postura ereta, membros inferiores paralelos ou em rotação lateral e um deles um pouco avançado. Segure um peso pequeno em cada mão. Estenda os membros superiores ao lado do corpo, mantendo-os levemente estendidos nos ombros.
2. Flexione os cotovelos enquanto inspira. Ao expirar, estenda os cotovelos até ultrapassar os lados do corpo sem travar totalmente as articulações. Mantenha-se nessa posição por 2 a 4 segundos; sinta a força e a contração do tríceps braquial a partir da escápula, na porção proximal do úmero e até a região posterior dos cotovelos.
3. Retorne à posição inicial de modo controlado. Mantenha a escápula estabilizada. Isole o úmero durante o movimento para enfatizar a contração das fibras musculares do tríceps braquial. Repita de dez a doze vezes, executando até três séries. Comece com carga leve e aumente o peso gradualmente.

⚠️ **DICA DE SEGURANÇA** Não hiperestenda o cotovelo; lembre-se de utilizar os músculos para estabilizar essa articulação. A hiperextensão aumentará o estresse nos ligamentos da articulação.

Músculo envolvido

Tríceps braquial

Enfoque na dança

O músculo tríceps braquial é importante para a estabilização do cotovelo, assim como para a extensão e a adução do ombro. Ele o ajudará na fase ascendente da flexão no solo, orientando com segurança a extensão do cotovelo. Várias combinações modernas usam os extensores do cotovelo para auxiliá-lo a levantar o corpo do solo. A postura da dança folclórica irlandesa deve incorporar uma extensão firme do cotovelo para manter sua estabilidade com os membros superiores ao lado do corpo. A debilidade nessa região faz com que o cotovelo flexione e se movimente durante o rápido e difícil trabalho de pés desse estilo. Lembre-se de visualizar as três inserções (porção proximal do úmero, escápula e cotovelo[1]) para proporcionar estabilidade para o braço.

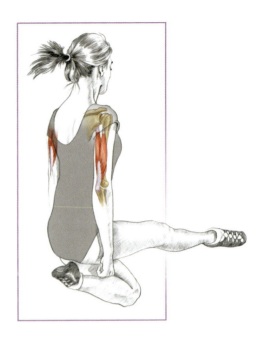

---

1   N.T.: A inserção distal do tríceps braquial no cotovelo ocorre no olécrano da ulna.

VARIAÇÃO

Tríceps coice

1. Você pode executar este exercício com o tronco flexionado e o dorso plano, um dos membros inferiores um pouco avançado e os membros superiores dispostos ao lado do corpo. Isso implicará ter que resistir não só aos pesos que está segurando, mas também à força da gravidade.
2. Inspire ao flexionar os cotovelos, mantendo os braços ao lado do corpo. Não permita nenhum movimento no úmero.
3. Expire durante a extensão dos cotovelos, isolando a contração do tríceps braquial. Mantenha-se nessa posição por 2 a 4 segundos e retorne devagar e de modo controlado. Repita de dez a doze vezes, executando até três séries.

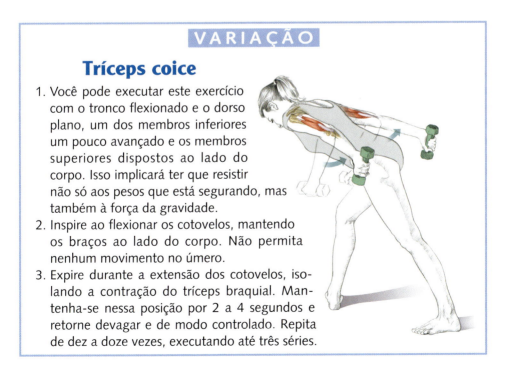

V

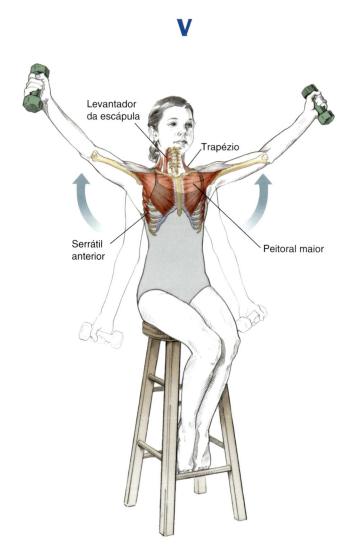

Execução

1. Sente-se em uma cadeira com postura ereta e em posição neutra. Posicione os membros superiores ao lado do corpo e segure um peso em cada mão, com as palmas voltadas para a frente. O movimento ocorrerá no plano frontal.
2. Ao inspirar, comece a levantar os membros superiores para os lados até que fiquem em posição de V no alto. Enfatize a estabilização das escápulas, expandindo o tórax. Sinta o alongamento axial durante o movimento. Mantenha a estabilidade da pelve.
3. Permaneça por 2 a 4 segundos na posição em V. Torne a enfatizar o deslizamento inferior e medial das escápulas em direção aos quadris. Retorne de modo lento e controlado durante a expiração. Repita de dez a doze vezes, executando até três séries.

⚠️ **DICA DE SEGURANÇA** Mantenha-se em posição ereta neutra. Resista à extensão ou ao encurvamento da coluna vertebral, que podem fazê-lo perder o controle do *core*. Pratique elevando os membros superiores sem levantar o tórax e as costelas. Mantenha uma forte conexão com os músculos oblíquos do abdome e a margem da pelve enquanto seus membros são levantados. Se for muito difícil levantar os membros superiores sem extensão da coluna vertebral, tente executar o exercício sem pesos e expire durante a elevação dos membros. Como a inspiração pode levantar seu tórax e facilitar a extensão da coluna, tente expirar durante o levantamento dos membros superiores.

Músculos envolvidos

Fase ascendente: parte acromial do deltoide, supraespinal, serrátil anterior, trapézio

Fase descendente: peitoral maior, romboides, levantador da escápula

Enfoque na dança

Esse é um belo movimento observado em todos os estilos de dança. Você pode realizá-lo com saltos, em *relevé*, ou com um parceiro – é sempre estimulante. A liberdade na articulação do ombro proporciona graça a esse movimento do membro superior. Concentre sua energia na estabilização das escápulas coordenada com sua rotação superior, de modo que as articulações do ombro possam se movimentar com menos esforço. Mantenha o posicionamento através do *core* para mostrar sua capacidade de isolar os ombros do tronco. Na fase ascendente, sinta o afastamento dos ombros sem tensionar o pescoço e sobrecarregar a parte descendente do trapézio. Quando começar a abaixar os membros, resista à força da gravidade e sinta a força na parte superior do dorso. Sempre atente à inspiração profunda na fase ascendente e à expiração na fase descendente. Sem peso nas mãos, pratique saltos elevando os braços – aqui você deve controlar seu posicionamento e evitar o encurvamento da coluna vertebral. Faça os membros superiores deslizarem para cima, mantendo-se no ar como se pudesse flutuar sobre o palco.

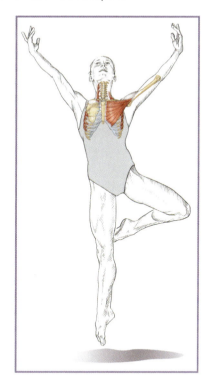

Remada

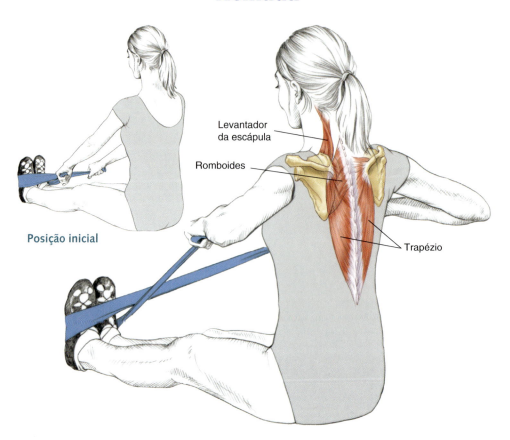

Execução

1. Sentado no solo em postura ereta neutra, segure uma faixa elástica longa posicionada em volta dos dois pés, com os membros inferiores estendidos à sua frente. Cruze a faixa e segure-a com as duas mãos; mantenha os membros superiores com os cotovelos estendidos à sua frente.
2. Ao inspirar, puxe a faixa contra a resistência, flexionando os cotovelos na altura dos ombros até chegar no nível do dorso. Sinta as escápulas se aproximando uma da outra. Amplie a região anterior do tórax e mantenha o *core* firme.
3. Permaneça por 2 a 4 segundos nessa posição. Enfatize a adução das escápulas e, em seguida, inspire retornando devagar à posição inicial. Repita de dez a doze vezes, executando até três séries.

⚠️ **DICA DE SEGURANÇA**   Resista à extensão da coluna vertebral. No movimento de remada para trás, atente para o controle do *core* a fim de manter a coluna estabilizada. Isole as partes transversa e ascendente do trapézio, mas não a descendente.

Músculos envolvidos

Retração: trapézio, romboides, levantador da escápula

Enfoque na dança

O movimento dos membros superiores para trás do corpo é comum na dança; a manutenção do controle escapular novamente é a chave para evitar lesões. A liberdade no ombro e a estabilidade na parte superior do corpo permitem fluidez em todos os estilos de dança, especialmente no jazz. Durante a retração das escápulas, permita a expansão da região anterior do tórax e a oposição à compensação do tronco. Lembre-se de que está isolando os músculos que geram essa ação, portanto mantenha o *core* firme. Varie a velocidade da remada para simular ritmos diferentes; isso trará mais desafio para o movimento eficaz das escápulas, assim como para o posicionamento eficiente do corpo. Os membros superiores funcionarão de modo mais eficaz se você tiver a parte superior do corpo firme e equilibrada. Quando você tiver uma forte consciência da

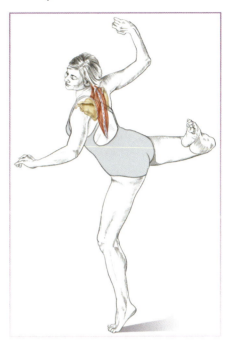

capacidade de executar a remada sem compensação, aumente a resistência da faixa para lhe proporcionar maior desafio. Como variação, você pode repetir este exercício com os cotovelos junto aos lados do corpo, enfatizando a parte ascendente do trapézio. Esse movimento, executado no tórax e nos ombros, evidencia realmente sua força e flexibilidade. Permita que seus pulmões se expandam de modo tridimensional; você se sentirá fortalecido.

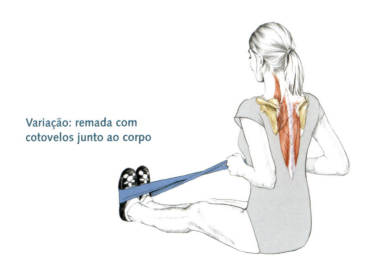

Variação: remada com cotovelos junto ao corpo

Prancha

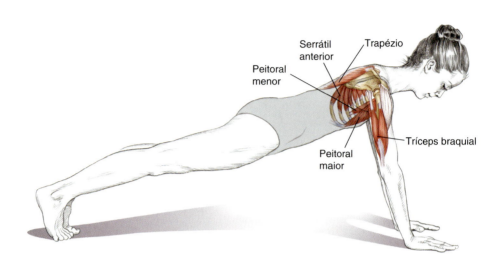

Execução

1. Inicie ajoelhado com as mãos apoiadas no solo. Avance lentamente os membros superiores, mantendo o controle de todo o *core*, até os joelhos se estenderem completamente e os ombros se alinharem acima dos punhos em posição de prancha. Os dedos dos pés permanecem em posição de *relevé* no solo.
2. Mantenha-se com a cintura levantada. Sinta as escápulas deslizando inferiormente em direção aos quadris. Alongue a coluna vertebral e mantenha a cabeça alinhada com a coluna.
3. Permaneça nessa posição, respirando confortavelmente, por 5 segundos. Sinta a segurança nas articulações do ombro e nos músculos adjacentes às escápulas. Retorne as mãos e os joelhos à posição inicial de modo lento e controlado. Repita de cinco a dez vezes.

⚠️ **DICA DE SEGURANÇA** Este exercício é avançado e requer controle vigoroso do *core*. A força da gravidade puxará sua região lombar em direção ao solo e causará extensão da coluna vertebral, podendo ser prejudicial. Evite curvar a coluna; descanse e reestruture-se se não conseguir manter um posicionamento firme e seguro.

Músculos envolvidos

Flexão do ombro: parte clavicular do deltoide, peitoral maior

Extensão do cotovelo: tríceps braquial

Abaixamento da escápula: parte ascendente do trapézio, peitoral menor, serrátil anterior

Enfoque na dança

Esse movimento é bem difícil e requer força em todo o complexo articular do ombro e no *core*. Conforme você adquire mais força e flexibilidade, seu físico também precisa se desenvolver. Sinta os músculos estabilizadores profundos do dorso envolvendo firmemente a coluna vertebral para sustentá-la; lembre-se do efeito de cinta criado pelos músculos do abdome para proporcionar estabilidade. Resista à força da gravidade que o puxa para o solo; pressione o solo com as mãos para sentir a força nos antebraços. A queda de frente usada em algumas técnicas modernas requer força e controle vigorosos na parte superior do corpo, assim como força no *core*. Há um momento em que o corpo fica quase suspenso no ar, antes que as mãos e o restante dos membros superiores toquem o 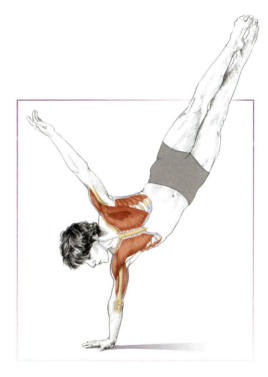 solo. Sem força na região do ombro, a queda de frente parecerá um acidente infeliz decorrente de uma queda desajeitada! Lembre-se de que a aula de técnica pode não lhe proporcionar a força necessária aos ombros; portanto, reserve um tempo para melhorar o condicionamento da parte superior do seu corpo.

Prancha invertida

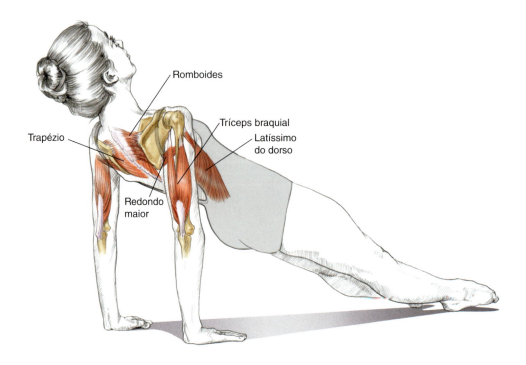

Execução

1. Sente-se com os membros inferiores estendidos à sua frente. Incline-se levemente para trás sobre as mãos, com os dedos direcionados para a frente. Os cotovelos devem estar em posição confortável, porém segura, alinhados acima dos punhos. Inspire ao preparar-se.
2. Ao expirar, tracione ativamente as escápulas em sentido inferior e contraia os músculos do abdome, enquanto levanta os quadris para alinhá-los com o restante dos membros inferiores. Continue até sentir o alongamento axial e a estabilidade dos ombros e das escápulas. Mantenha-se nessa posição por 5 segundos.
3. Enquanto expira, retorne devagar ao solo, resistindo à força da gravidade. Mantenha o controle e o posicionamento. Repita de seis a oito vezes.

⚠ DICA DE SEGURANÇA Não permita a hiperextensão do joelho ou do cotovelo. Mantenha uma forte contração isométrica dos bíceps e tríceps braquiais para evitar sobrecarga nos pequenos ligamentos do cotovelo. Mantenha uma forte contração isométrica dos isquiocrurais e do quadríceps femoral para evitar sobrecarga nos ligamentos das articulações do joelho.

Músculos envolvidos

Extensão do cotovelo: tríceps braquial

Extensão do ombro: redondo maior, latíssimo do dorso

Adução da escápula: partes transversa e ascendente do trapézio, romboides

Enfoque na dança

Posturas criativas como essa são empolgantes e estimulantes para o público, pois não são exatamente um movimento típico de dança. Realizar treinamentos desafiadores em que o peso corpóreo recai sobre punhos e mãos pode ser difícil sem força suficiente na parte superior do corpo para dividir a carga. Lembre-se de distribuir as forças nas mãos e nos antebraços como um todo, a fim de resistir ao esforço no punho. Pressione as mãos no solo para sentir mais potência em seus antebraços. Quando seu corpo começar a se levantar, deixe que a escápula desça para dar mais segurança à parte superior do corpo; em geral, essa é uma área fraca em muitos dançarinos. Você pode sentir um notável alongamento na região anterior da articulação do ombro; é a tração excêntrica do bíceps braquial, do peitoral maior e da parte anterior do manguito rotador. Não se esqueça de respirar; você talvez precise concentrar sua respiração na região superior da caixa torácica por causa da tração inferior das escápulas e do alongamento excêntrico dos músculos do abdome.

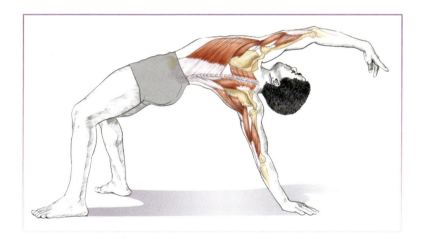

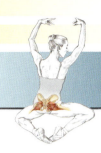

PELVE E QUADRIS

A dança requer um movimento repetitivo pouco comum da articulação do quadril que exige controle extremo. Movimentos rápidos e rebuscados do quadril constituem a marca da apimentada dança latina. Praticantes de dança moderna possuem força e agilidade para movimentar os quadris em todos os planos enquanto mudam o apoio do peso e ainda mantêm o equilíbrio. Sapateadores conseguem movimentar os pés e o restante dos membros inferiores com velocidade extraordinária enquanto a pelve permanece estável. Bailarinos exibem a altura do *développé* mantendo a força e a flexibilidade nos quadris. Todos os dançarinos precisam entender como as forças do movimento dos membros inferiores são distribuídas pelas articulações do quadril e pela pelve. Todo estilo de dança exige que a coxa trabalhe junto e, em vários momentos, em posições de rotação lateral ou medial. Entender como a pelve trabalha em harmonia com os membros inferiores pode melhorar sua técnica. Sua meta é realizar o movimento desejado dos membros inferiores sem perder o controle da pelve.

Este capítulo enfoca a compreensão do alinhamento pélvico e do movimento do fêmur (coxa). Sua pelve está potente quando está organizada e equilibrada. Toda a musculatura do *core* insere-se na pelve e a maior parte dos músculos da coxa possui inserção proximal nessa região – essa é de fato uma área intermediária potente! Pense no seguinte: a musculatura do *core* termina na pelve (inserção inferior) e os músculos do membro inferior começam nela (inserção proximal). Sua pelve é, portanto, a conexão entre o tronco e os membros inferiores.

Você deve aprender a movimentar-se a partir do *core* e a pelve é a base dele. Ela é composta, de cada lado, pelo ílio, ísquio e púbis[1] (Fig. 6.1). O sacro é também incluído nesse grupo, pois conecta a coluna vertebral ao restante da pelve. O sacro está interposto como uma cunha aos dois ossos do quadril na extremidade inferior da coluna vertebral. Na verdade, seu centro de gravidade fica situado anteriormente ao sacro. Para ficar equilibrado em um pé só, você deve manter seu centro de gravidade em uma linha vertical que passa pelo pé e chega ao solo. Visualize sua pelve e o sacro posicionados sobre o membro de apoio para sentir-se seguro durante o equilíbrio.

Na face lateral da pelve está o acetábulo, uma depressão em formato de taça onde se articula a cabeça do fêmur (osso da coxa). O fêmur é o osso mais forte e longo do corpo. O acetábulo permite que o fêmur seja levantado para a frente ou, como no *arabesque*, estendido para trás. Além disso, o acetábulo permite que a coxa execute o *battement* lateral e também rode em sentido lateral e medial. A cabeça do fêmur

---

1 N.T.: Esses três ossos, individuais até a puberdade, constituem no adulto as três partes de cada osso do quadril.

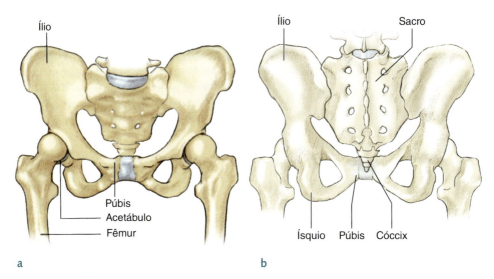

Figura 6.1 Ossos da pelve: (a) vista anterior; (b) vista posterior.

inclina-se para baixo, formando o colo do fêmur; isso dá origem a duas proeminências ósseas: o trocanter menor e o trocanter maior. O trocanter menor é medial, e o trocanter maior, lateral. Essas duas saliências ósseas são importantes, pois servem como pontos de inserções musculares. Esses músculos ajudam a criar estabilidade pélvica para seu membro de apoio, bem como movimento para o membro que se desloca.

Antes de continuarmos tratando de alinhamento e músculos, vamos nos familiarizar com o termo *dissociação do quadril*. Esse termo significa isolar o movimento no quadril, separá-lo da pelve ou da coluna vertebral. Tente contrair o músculo glúteo máximo e mantê-lo assim enquanto levanta o membro inferior para a frente. O que acontece? É praticamente impossível fazer a coxa levantar enquanto os músculos glúteos permanecem contraídos! Agora tente novamente, mas relaxe os músculos glúteos durante a elevação do membro inferior. Portanto, se você entende o princípio da musculatura do *core* inserida na pelve e o movimento do membro inferior a partir da pelve, então imagine movimentar suas coxas apenas nas articulações do quadril. Pense na execução de um amplo *fan kick*[2]; uma pelve extremamente estável permite que o membro se movimente sem tensão no acetábulo de modo a produzir fluidez e grande amplitude de movimento. A articulação do quadril pode absorver melhor as forças que poderiam ser prejudiciais à região inferior da coluna vertebral.

Quando você chuta (*battement*) para a frente com o membro inferior, os músculos anteriores contraem-se e os posteriores relaxam e alongam-se de modo excêntrico. Relembre o trabalho muscular excêntrico e concêntrico discutido no Capítulo 1. A contração concêntrica representa o encurtamento do músculo decorrente de sua con-

---

2 N.T.: *Fan kick* é um movimento em que o membro inferior estendido é levantado e descreve um arco, como ao abrirmos um leque.

tração; na contração excêntrica ocorre o alongamento das fibras musculares, porém mantendo-se a força e o tônus muscular. Quando realiza um chute para a frente com o membro inferior, o glúteo máximo e o eretor da espinha na região lombar podem ser treinados para alongarem-se de modo excêntrico, enquanto você contrai seu *core* para manter a estabilidade da região lombar e da pelve. A dissociação do quadril é a capacidade de isolar, da pelve e da coluna vertebral, o movimento na articulação do quadril.

Conexão pélvica

Você já sabe que a maioria de suas lesões ocorre nos membros inferiores. Se as lesões não são agudas (de ocorrência súbita), então estão relacionadas à imperfeição técnica. Em geral, essa falha ocorre devido ao alinhamento deficiente na região inferior da coluna vertebral e na pelve. O músculo iliopsoas é o "elo mágico" que conecta a região inferior da coluna vertebral e a pelve ao fêmur. O psoas conecta a região inferior da coluna vertebral com o trocanter menor do fêmur; o ilíaco conecta a pelve com o trocanter menor (Fig. 6.2). Enfraquecimento e rigidez podem resultar em desalinhamentos da região lombar e da pelve que, em seguida, estendem-se aos membros inferiores. Por exemplo, o iliopsoas estende-se sobre a articulação do quadril e pode produzir um estalo quando o membro inferior desce de um *développé* ou *grand battement*. O estalo ocorre geralmente quando o tendão do iliopsoas se desloca sobre a cabeça do fêmur ou do trocanter menor; isso pode causar dor e desenvolver uma lesão que precisa ser avaliada por um médico. A aplicação contínua de força com rotação lateral por toda a amplitude do movimento permite ao iliopsoas trabalhar em uma posição adequada que reduz o estalo. Manter a flexibilidade também pode ajudar o tendão a não sofrer estalos. Em geral, o iliopsoas é fraco e rígido.

O músculo iliopsoas é o principal flexor do quadril; ele executa essa flexão de modo que você possa levantar o membro inferior acima de 90°. Visualize a disposição do iliopsoas desde a região inferior da coluna vertebral até a superfície medial da porção proximal do fêmur. Imagine as fibras musculares encurtando-se para aproximar o fêmur do tronco. Você sabe que para uma competição, uma apresentação ou simplesmente para ter melhor desempenho como dançarino você tem que levantar os membros inferiores. Não há nada mais frustrante que ter que se esforçar para que suas coxas consigam levantar seus membros acima de 90° (mais discussões sobre esse assunto no Capítulo 7).

Uma vez que o iliopsoas se insere superiormente na face anterior das vértebras mais inferiores, quando rígido, ele promoverá a extensão dessa região da coluna e, consequentemente, anteversão (inclinação anterior) da pelve. Mesmo que você entenda a ideia de tentar manter a pelve em posição neutra, o movimento é quase impossível, pois o iliopsoas está rígido. Dançar nessas condições (anteversão da pelve e extensão da parte lombar da coluna) gera inatividade dos músculos do abdome, bem como dos adutores (músculos do compartimento medial da coxa). Essa anteversão também produz rigidez da musculatura lombar e força de cisalhamento contra as vértebras. Este livro tem como foco exercícios específicos para dança, porém o alongamento dos flexores do quadril (p. 122) é um exercício suplementar importante. Esse alongamento pode ser realizado diariamente. Tente executá-lo após o aquecimento, para favorecer o movimento eficaz dos quadris, antes de começar a trabalhar o *core*. Lembre-se do fio de prumo do Capítulo 2 e do trabalho do *core* do Capítulo 4. Reforce a contração dos músculos do *core* para obter a posição neutra da pelve. Ao realizar uma correção sugerida pelo instrutor como, por exemplo, "não curve a região lombar", algumas vezes você acaba compensando e retrovertendo a pelve para diminuir a curvatura excessiva. Essa retroversão (inclinação posterior) da pelve sobrecarrega o glúteo máximo. E você sabe o que acontece quando um músculo trabalha demais: ele se torna maior! A retroversão também causa encurtamento dos músculos isquiocrurais e pressão anormal sobre os discos da região inferior da coluna vertebral. Como você pode melhorar sua técnica se está constantemente se esforçando para manter a posição ideal? Lembre-se de alongar toda a coluna vertebral e fique em posição neutra enquanto contrai os músculos profundos do *core* para sustentar a região lombar. O fortalecimento abdominal com o alongamento do iliopsoas e da região lombar pode ajudá-lo a evitar o aumento excessivo da curvatura lombar. Essa reorganização do posicionamento lhe permite continuar avançando e melhorando suas habilidades.

Potência na região lateral do quadril

Os glúteos médio e mínimo conectam a face glútea (lateral) do ílio com a área lateral do trocanter maior (Fig. 6.2). Esses dois músculos ajudam na abdução e estabilização do quadril. Os abdutores do quadril estão trabalhando quando você realiza avanços laterais ou *chassés* para o lado. Os sapateadores trabalham os glúteos médio e mínimo durante a execução do *wings*. Em geral, esses dois músculos são muito fortes em praticantes de dança moderna, devido à grande quantidade de levantamentos laterais e ao trabalho paralelo de membros inferiores. Outro músculo pequeno, o tensor da fáscia lata, conecta a região lateral do ílio com o trato iliotibial. Esse trato estende-se do ílio, pela face lateral da coxa, até a região lateral do fêmur, da patela e da tíbia. É uma lâmina fascial bastante resistente que, em determinadas situações, pode atuar como rotador lateral da coxa junto ao tensor da fáscia lata. No entanto, grande parte da estabilidade pélvica de que você necessita para a força do membro inferior de suporte é proveniente dos glúteos médio e mínimo. Ao executar os exercícios *coupé* com rotação medial e *passé press* (pp. 110 e 112), visualize a posição dos abdutores do quadril enquanto procura manter a estabilidade vertebral e pélvica.

Controle dos músculos do assoalho pélvico

Os músculos do assoalho pélvico formam a parte inferior do *core* e são essenciais na sustentação da pelve. Esses músculos, porém, são negligenciados na técnica de dança por vários motivos. Muitos instrutores desconhecem a função dos músculos do assoalho pélvico e os dançarinos não se sentem à vontade para discutir sobre esse assunto. Você nunca ouve um instrutor sugerir algo sobre o assoalho pélvico em aulas de técnica.

Como foi discutido no Capítulo 4, o assoalho pélvico é constituído por um grupo de músculos que fecham a abertura inferior ("base") da pelve. Lembra-se do diamante pélvico? Visualize os dois túberes isquiáticos, o púbis e o cóccix; visualize também os músculos que se conectam ao diamante para formar uma bacia. Na contração básica moderna, a pelve inclina-se para trás e os túberes isquiáticos do diamante pélvico aproximam-se bem pouco um do outro com a contração dos músculos do assoalho

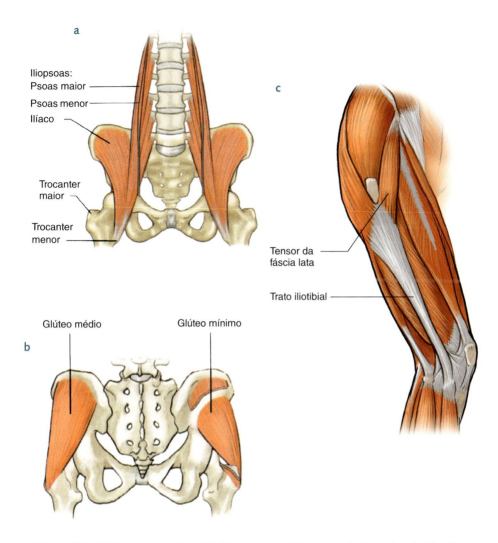

Figura 6.2 Músculos da pelve: (a) vista anterior; (b) vista posterior; (c) vista lateral.

pélvico. Ao acentuar a curvatura da região lombar e anteverter a pelve, os túberes isquiáticos se afastam um do outro, alongando esses músculos de modo excêntrico. Também ocorre um movimento muito discreto do sacro, que forma a conexão do diamante desde o cóccix até o púbis. Por exemplo, um *demi-plié* em segunda posição deve começar com a pelve neutra. Na fase descendente, os quadris são dissociados, os túberes isquiáticos afastam-se um do outro, e o púbis e o cóccix também se afastam um do outro. Na fase ascendente ocorre o inverso. Em outras palavras, na fase descendente a pelve permanece neutra e o diamante expande-se; na fase ascendente a pelve continua neutra e o diamante se contrai. Vários exercícios deste capítulo focam o fortalecimento do assoalho pélvico para aperfeiçoar a técnica.

Rotação do fêmur

O fêmur deve rodar medial e lateralmente para se adaptar a todos os estilos de dança. Deve haver um ótimo equilíbrio de força e flexibilidade entre os rotadores mediais e laterais. Situados profundamente ao glúteo máximo estão seis pequenos músculos que desempenham um papel importante na rotação lateral e na estabilização da articulação do quadril. O músculo piriforme conecta o sacro e a região posterior do ílio com o trocanter maior. Os obturadores interno e externo conectam o ísquio e o púbis com o trocanter maior. Os gêmeos superior e inferior também conectam a região inferior do ísquio e o túber isquiático com o trocanter maior. E o quadrado femoral também conecta o túber isquiático com o trocanter maior. Esses músculos rotadores laterais serão chamados de pelvitrocantéricos.

A rotação medial do fêmur é executada por vários músculos, alguns dos quais serão discutidos no próximo capítulo, porém vamos apresentá-los agora. Dois dos músculos isquiocrurais (o semitendíneo e o semimembranáceo) conseguem realizar rotação medial. As fibras anteriores dos glúteos médio e mínimo, assim como o tensor da fáscia lata, podem ajudar nessa rotação. Lembre-se de que o fêmur pode se movimentar em várias direções sem inclinar ou retroverter a pelve. Ótimas habilidades de dissociação do quadril permitem movimentos mais eficazes do quadril e maior estabilidade do *core*.

A maior parte da rotação lateral deve se originar do movimento na articulação do quadril. Em qualquer momento que você precisar levantar o membro inferior em rotação lateral, comece contraindo os rotadores laterais do quadril mais profundos para executar integralmente a rotação no interior do acetábulo. Mantenha a contração muscular por todo o movimento do membro enquanto outros músculos auxiliam. Por exemplo, no *arabesque* os rotadores profundos contraem-se, mas o glúteo máximo os ajuda para promover a extensão do quadril. Sem a contração dos pelvitrocantéricos, um membro inferior seria estendido paralelamente ao outro. Durante o *plié*, contraia os rotadores para manter os fêmures afastados no plano frontal e alinhados acima dos dedos dos pés. Na fase descendente, os músculos mediais da coxa ajudam trabalhando de modo excêntrico; na fase ascendente, trabalham concentricamente.

Visualize a posição dos pequenos rotadores laterais ao conectarem o fêmur com o sacro e com a região inferior do osso do quadril. Durante a contração e o encurtamento das fibras musculares, o fêmur roda para a lateral no acetábulo. O fêmur pode executar essa rotação sem qualquer movimento desnecessário na região lombar ou pélvica, comprovando a teoria da dissociação do quadril. Pratique movimentando o quadril medial e lateralmente enquanto estiver sentado, deitado ou em pé. Concentre-se apenas no movimento no acetábulo; note como você não precisa rodar a pelve ou retrovertê-la para rodar ativamente o fêmur na articulação. Apenas movimente a coxa e não a pelve ou a coluna vertebral.

A rotação lateral pode ser fisicamente desafiadora para você. O conhecimento sobre a anteversão femoral ajudará se tiver dificuldade com essa rotação. *Anteversão* é um termo usado para descrever o ângulo do fêmur[3] e significa um giro anterior. No

---

3 N.T.: O plano transverso da extremidade proximal do fêmur (colo e cabeça) não é paralelo ao da extremidade distal (côndilos). O colo do fêmur apresenta-se deslocado para a frente no plano transverso. Essa angulação do colo do fêmur é denominada anteversão femoral.

acetábulo, essa posição gera uma rotação medial anormal do fêmur, fazendo com que os dedos do pé fiquem direcionados medialmente, tornando difícil, do ponto de vista anatômico, a execução da rotação lateral no balé. Esse problema de alinhamento causa anteversão da pelve. Se tentar forçar a rotação lateral, você causará torção nos joelhos e hiperpronação no pé e no tornozelo. Essa posição pode ser típica de sua anatomia e pode não lhe permitir executar uma rotação lateral perfeita. Nesse caso, aprenda a trabalhar na amplitude de movimento de seu quadril. Trabalhe os pés com rotação lateral menos forçada e continue a trabalhar os músculos rotadores laterais de modo correto a partir do quadril. A retroversão femoral é exatamente o contrário. O ângulo do fêmur permite maior rotação lateral, direcionando os dedos do pé para a lateral. Isso é mais favorável para o balé.

Exercícios com enfoque na dança

Ao executar os próximos exercícios, lembre-se de manter a estabilidade da pelve e da região inferior da coluna vertebral e deixe o fêmur movimentar-se livremente no acetábulo. Mesmo que os membros inferiores possam descrever muitos movimentos e ângulos surpreendentes, você pode aprender a trabalhar os músculos de modo eficaz. Enquanto um grupo muscular trabalha para gerar movimento, o grupo oposto precisa alongar-se e o *core* deve estabilizar o movimento. Pode ser de grande ajuda inspirar ao preparar-se e expirar durante o movimento. Ao executar os exercícios, visualize cada músculo em sua posição. Concentre-se na ação muscular e em como isso faz seu fêmur se movimentar. Para tornar seus exercícios de equilíbrio mais difíceis, feche os olhos em algumas repetições. Execute mais rapidamente algumas repetições e note como a mudança de ritmo afeta sua estabilidade. Cada exercício está diretamente relacionado à sua técnica – use as ilustrações para aprender quais músculos trabalham juntos.

Plié com pressão de calcanhar

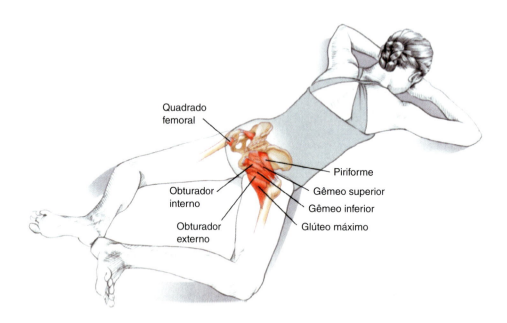

Execução

1. Deite-se com a face voltada para baixo e apoiada nas mãos. Faça um leve *demi-plié*. Sua pelve deve estar neutra e não inclinada para a frente com a região lombar arqueada. Os calcanhares devem se tocar. Inspire ao preparar-se.
2. Ao expirar, contraia os músculos transversos do abdome e, ao mesmo tempo, pressione um calcanhar contra o outro, criando uma contração isométrica para os rotadores profundos e as fibras anteriores do glúteo máximo. Mantenha-se nessa posição por 6 segundos.
3. Relaxe enquanto inspira e prepara-se para repetir. Pressione e relaxe de dez a doze vezes.

⚠️ **DICA DE SEGURANÇA**   Evite aumentar a curvatura lombar, pois isso causará encurtamento dos flexores profundos do quadril e enrijecimento na região lombar. Permaneça em posição de pelve neutra com os músculos do abdome contraídos.

Músculos envolvidos

Obturador interno, obturador externo, piriforme, quadrado femoral, gêmeo inferior, gêmeo superior, fibras inferiores do glúteo máximo

Enfoque na dança

Um de seus objetivos é entender o princípio da dissociação do quadril e como ele pode melhorar seu desempenho como dançarino em qualquer estilo de movimento. Deixe este exercício ajudá-lo a focar os músculos pelvitrocantéricos, os quais rodam lateralmente os membros inferiores enquanto resistem à necessidade de anteversão e retroversão da pelve. Visualize os fêmures trabalhando de modo isolado da pelve. A força de contração e o encurtamento dos pelvitrocantéricos devem permitir aos fêmures que "pairem" levemente acima do solo sem muito esforço na porção superior das coxas ou nos flexores do quadril. Imagine um *grand plié* em que as coxas estejam direcionadas para os lados. Também imagine um *pas de chat* em que você esteja completamente rodado para a lateral no plano frontal e apresente uma pelve perfeitamente neutra.

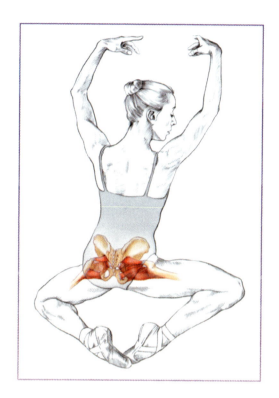

VARIAÇÃO

Plié supino

1. Deite-se em decúbito dorsal com os membros inferiores em discreto *demi-plié* e os calcanhares em contato. As margens laterais dos pés ficam em contato com o solo. Coloque uma bola de tamanho compatível à de futebol sob cada joelho. Inspire ao preparar-se.
2. Reforce a posição neutra da pelve. Ao expirar, contraia gentilmente os pelvitrocantéricos e pressione as coxas contra a resistência das bolas. Tente não utilizar muito o glúteo máximo e retroverter a pelve.
3. Tente executar este exercício várias vezes para obter contrações idênticas dos dois lados. Mantenha essa contração por 6 segundos; relaxe de modo controlado enquanto inspira e prepara-se para repetir.

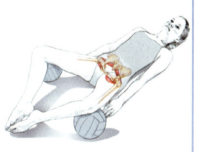

Coupé com rotação medial

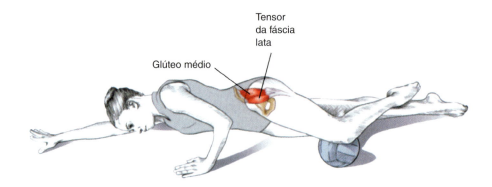

Execução

1. Deite-se em decúbito lateral para começar com o membro superior mais baixo estendido no solo acima da cabeça, a qual fica apoiada sobre ele. O membro superior mais alto fica em contato com o solo à sua frente. Fique em posição neutra. O membro inferior mais alto fica em posição de *coupé* paralelo; o pé, posicionado logo acima do tornozelo oposto, e o joelho, apoiado em uma bola. Prepare o tronco e inspire.
2. Ao expirar, reforce a estabilidade do *core* e da pelve. Mantenha forte elevação na linha da cintura contra o solo. Pressione suavemente o joelho contra a bola, contraindo os rotadores mediais. Deixe o membro inferior mais baixo distanciar-se do mais alto, favorecendo a rotação medial. Mantenha-se nessa posição por 6 segundos.
3. Enquanto inspira, retorne devagar mantendo a postura. Repita de dez a doze vezes, executando até três séries. Concentre-se na dissociação do quadril.

⚠ DICA DE SEGURANÇA Fixe a pelve enfatizando o controle do *core*. Evite qualquer movimento na região lombar. Essa base firme lhe permite maior fluidez e amplitude de movimento na articulação do quadril e reduz o risco de lesão na região lombar. Evite anteverter ou retroverter a pelve; mantenha uma posição neutra natural com o quadril flexionado.

Músculos envolvidos

Fibras anteriores dos glúteos médio e mínimo, tensor da fáscia lata

Enfoque na dança

O fortalecimento dos músculos que atuam na rotação medial é importante para manter o equilíbrio postural pélvico. Se você tiver uma tendência a andar quando seus membros inferiores estão rodados para lateral, pode ser que seus rotadores mediais estejam enfraquecidos; porém, lembre-se de que a ativação deve ocorrer sem perda de estabilidade pélvica. Ao trabalhar em posição de rotação medial, visualize a face anterior da coxa voltando-se para o plano sagital mediano e a cabeça do fêmur deslizando em direção levemente posterior. Você não precisa compensar movimentando a região lombar. Já que os glúteos médio e mínimo também proporcionam estabilização para o membro inferior fixo, incluir exercícios de rotação medial ao seu programa de condicionamento físico lhe renderá muitos resultados positivos. Alguns estilos de dança do hip-hop desenvolvidos ao longo dos anos são empolgantes de assistir e requerem força na rotação medial dos quadris, assim como vários movimentos modernos.

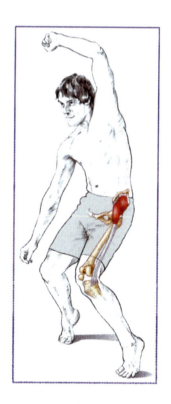

VARIAÇÃO
Rotação medial com resistência

1. Deite-se em decúbito ventral com o joelho direito flexionado e o membro inferior esquerdo estendido no solo. Coloque uma faixa elástica de resistência ao redor do tornozelo direito, com a força de tração vindo do lado esquerdo do corpo. Fixe a faixa, amarrando-a no pé de uma mesa ou pedindo para alguém segurá-la para você. Inspire ao preparar-se.
2. Ao expirar, rode medialmente o membro inferior contra a resistência da faixa. Contraia os rotadores mediais enquanto estabiliza a pelve. Tente movimentar o membro inferior o mais distante possível, enquanto mantém a pelve fixa. Mantenha-se nessa posição por 6 segundos.
3. Enquanto inspira, retorne devagar o membro inferior, isolando os rotadores mediais e separando o movimento da pelve. Repita lentamente de dez a doze vezes. Execute até três séries.

Passé press

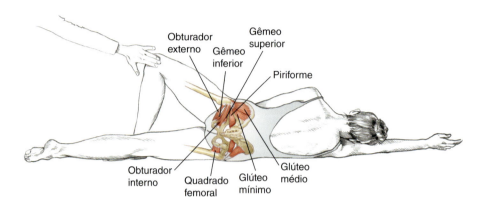

Execução

1. Deite-se em decúbito lateral direito com o membro superior mais baixo estendido acima da cabeça e esta apoiada sobre ele. O membro superior mais alto fica em contato com o solo à sua frente. O membro inferior esquerdo fica em posição *passé* com o pé apoiado no solo à frente do outro membro. O membro inferior mais baixo deve permanecer em rotação lateral. Sinta a margem lateral do pé esquerdo tocar o membro inferior direito. Prepare o tronco, contraindo os músculos do *core* para sentir uma elevação adicional do lado direito e inspire ao preparar-se.
2. Ao expirar, ative os transversos do abdome e comece a contrair os pelvitrocantéricos, afastando a coxa no plano transverso. Continue a rotação, pressionando seu membro inferior contra a resistência da mão de um parceiro. Mantenha-se nessa posição por 6 segundos e retorne devagar para preparar-se para repetir de dez a doze vezes.
3. Durante a contração profunda, sinta sua coxa sendo isolada da pelve e do membro inferior de sustentação. Continue em rotação lateral com o membro inferior mais baixo também. Resista à rotação da pelve – você está movimentando a coxa, não a pelve.
4. Para avançar neste exercício, repita-o em pé, como descrito na variação.

⚠️ **DICA DE SEGURANÇA** Mantenha o tronco estabilizado para sustentar a região lombar e a pelve nivelada para enfatizar os rotadores profundos e abdutores do quadril.

Músculos envolvidos

Obturador interno, obturador externo, piriforme, quadrado femoral, gêmeo inferior, gêmeo superior, fibras posteriores dos glúteos mínimo e médio

Enfoque na dança

Ao realizar este exercício, visualize a força do membro inferior de *passé* lhe proporcionando potência para executar com disposição várias *pirouettes en dehors*. Girar requer coordenação entre energia, equilíbrio, sincronia e força. Até para executar *pirouettes en dedans*, você deve ter um excelente esforço coordenado do membro inferior de *passé*, em rotação lateral, com o membro inferior de apoio também rodado para lateral. Se você perde a rotação lateral em um ou outro quadril, a *pirouette* tem um final indesejável. Este exercício reforça o trabalho antagônico entre os membros em rotação lateral (de *passé* e de apoio) e estabiliza o corpo.

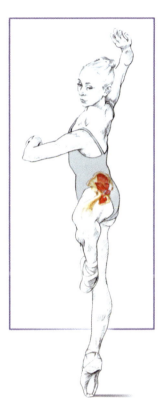

VARIAÇÃO
Passé resistido

1. A partir da posição em pé, de frente para a barra, com os membros inferiores em rotação lateral, execute um *passé* com o membro inferior esquerdo conforme a ilustração acima. O membro inferior direito permanece firme e rodado para a lateral. Contraia os rotadores laterais profundos e os músculos profundos do abdome para obter uma excelente postura.
2. Com a ajuda de um amigo (ver ilustração p. 112), pressione o membro de *passé* contra a resistência da mão dele, enquanto mantém firmemente a rotação lateral e a estabilidade no membro de apoio. Mantenha-se nessa posição por 4 segundos.
3. Relaxe devagar e prepare-se para repetir. Sua meta é manter a estabilidade em toda a cadeia do membro de apoio, assim como isolar os pelvitrocantéricos do membro de *passé*. Repita seis vezes.

⚠️ **DICA DE SEGURANÇA** Evite qualquer rotação no joelho do membro de apoio reforçando sua estabilidade e a dos músculos que o rodam para a lateral.

Compressão com a face medial da coxa

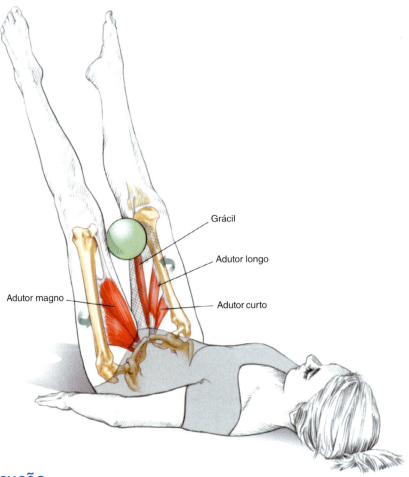

Execução

1. Deite-se em decúbito dorsal com os membros superiores ao lado do corpo, alongue a coluna vertebral e prepare o tronco para ficar em posição neutra estável. Flexione os quadris em 90° e coloque uma bola entre as faces mediais das coxas. Enquanto expira, contraia os músculos abdominais inferiores e estenda os joelhos, de modo que os membros inferiores fiquem estendidos e levantados, mantendo a bola na posição. Certifique-se de manter os membros inferiores levantados de modo a permitir que sua coluna vertebral possa permanecer em posição neutra.

2. Comprima a bola entre os adutores, enquanto executa rotações mediais e laterais. Repita as rotações dos quadris e a compressão da bola por seis séries.

3. Ao inspirar, flexione quadris e joelhos em 90°; relaxe por um instante antes de se preparar. Repita mais quatro séries.

⚠️ **DICA DE SEGURANÇA** Evite acentuar a curvatura lombar; trabalhe para obter uma posição natural e sustentada da pelve pela contração dos músculos transversos do abdome.

Músculos envolvidos

Adutor longo, adutor curto, adutor magno, grácil

Enfoque na dança

A aproximação dos membros inferiores entre si, o cruzamento de um sobre o outro e os saltos com batidas no ar requerem adutores rápidos e firmes. A fase ascendente do *plié* requer contração concêntrica dos adutores e a fase descendente requer contração excêntrica dos mesmos. Em menores amplitudes de elevação do membro inferior, o compartimento medial da coxa também ajuda na flexão e extensão do quadril. Algumas fibras musculares posicionam-se de modo a produzir flexão do quadril, e outras, de modo a produzir extensão. Outro mecanismo de estabilidade pélvica é garantir o equilíbrio entre os abdutores e os adutores do quadril. Você pode passar bastante tempo alongando os músculos do compartimento medial da coxa para ter mais flexibilidade, mas também é importante que você fortaleça essa região.

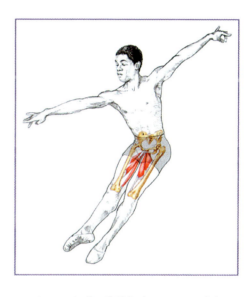

Preparação para *arabesque*

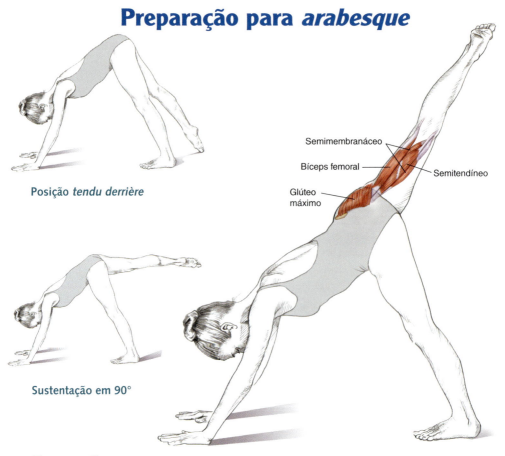

Posição *tendu derrière*

Sustentação em 90°

Semimembranáceo
Bíceps femoral
Semitendíneo
Glúteo máximo

Execução

1. Em pé, com os membros inferiores afastados na largura dos quadris, incline-se para a frente devagar até que as mãos toquem o solo (posição V invertida). Prepare o tronco para percepção do equilíbrio. Desloque o membro inferior direito até a posição de *tendu derrière*.

2. Ao inspirar, movimente-se do *tendu* para o *arabesque*, interrompendo o movimento em 90°. Mantenha-se nessa posição por 4 segundos enquanto expira. Ao inspirar, continue a levantar o membro o mais alto possível, concentrando-se nos extensores do quadril.

3. Mantenha-se nessa posição por 4 segundos enquanto expira. Ao inspirar, retorne ao *tendu* de modo controlado. Resista à força da gravidade durante a fase descendente e concentre-se no alongamento dos extensores do quadril. Em cada lado, repita três vezes com o membro em posição paralela e três vezes em rotação lateral.

⚠️ **DICA DE SEGURANÇA**   Mantenha a sustentação abdominal para evitar um aumento incontrolável da curvatura lombar.

Músculos envolvidos

Glúteo máximo, bíceps femoral, semitendíneo, semimembranáceo

Enfoque na dança

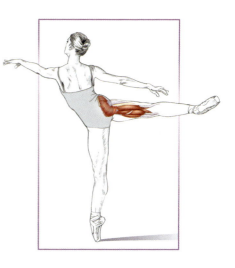

O *arabesque* pode ser um movimento maravilhoso para ser visto e executado. Ele requer coordenação minuciosa da extensão do quadril com a extensão da coluna vertebral. De acordo com o princípio da dissociação do quadril, lembre-se de trabalhar a coxa contra a resistência do aumento descontrolado da curvatura lombar e da rotação pélvica. Quando já tiver sustentação do *core* e dos extensores e rotadores do quadril, permita que essa força sustente qualquer rotação ou anteversão da pelve durante a elevação do membro inferior. Sinta o movimento do *arabesque* sendo iniciado pelos extensores do quadril junto com o alongamento excêntrico dos músculos do abdome para proteger sua coluna vertebral. A parte superior de seu corpo deve se inclinar levemente para a frente a fim de acompanhar a elevação do membro. Há um "cabo de guerra" harmonioso entre o glúteo máximo e os isquiocrurais levantando a coxa e as estruturas anteriores do *core* alongando-se, mas mantendo o controle da região lombar. É um belo exemplo de força, flexibilidade e coordenação.

VARIAÇÃO
Arabesque resistido

1. Repita o exercício principal, mas coloque uma faixa de resistência no pé do membro de *arabesque*. O pé do membro de apoio fica sobre a outra extremidade da faixa.
2. A faixa de resistência se esticará ao movimentar-se para cima além de 90°.
3. Dê especial atenção ao controle lombar, usando os isquiocrurais e o glúteo máximo para estender o quadril. Repita três ou quatro vezes.

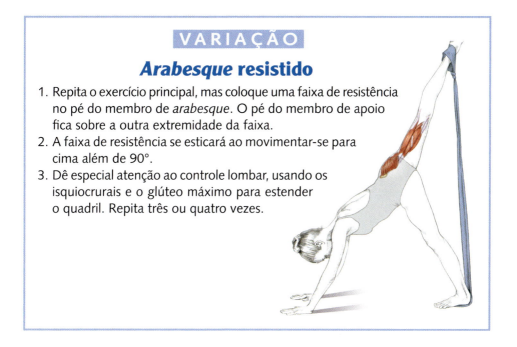

Impulso com o flexor do quadril

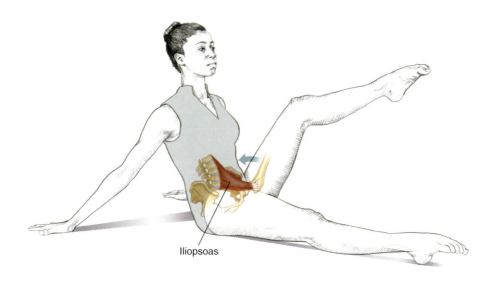

Iliopsoas

Execução

1. Sentado no solo, incline-se levemente para trás, apoiando-se com as mãos. Estenda o membro inferior esquerdo e flexione o joelho direito, com o calcanhar apoiado no solo. Visualize o iliopsoas profundamente aos músculos da parede abdominal e inspire ao preparar-se.

2. Ao expirar, execute uma pequena retroversão da pelve e leve o joelho, sem desvios, em direção ao tórax. Execute quatro impulsos curtos com a coxa, mantendo-a acima de 90°. Concentre-se na contração das fibras do iliopsoas para levantar a coxa. Sinta os dois túberes isquiáticos apoiados no solo.

3. Retorne de modo controlado à posição inicial. Mantenha uma discreta retroversão da pelve. Repita de quatro a seis séries, enfatizando a contração do iliopsoas.

⚠️ **DICA DE SEGURANÇA** Para enfatizar a estabilidade pélvica e proteger a região inferior da coluna vertebral, evite inclinar a pelve para o lado do membro que está sendo trabalhado.

Músculo envolvido

Iliopsoas

Enfoque na dança

O uso da potência do iliopsoas será seu segredo para levantar os membros inferiores. A combinação de isquiocrurais flexíveis com força e consciência do iliopsoas deve torná-lo mais confiante para melhorar a elevação dos membros inferiores. O exercício de impulso com o flexor do quadril é a preparação para um melhor *développé* e pode ser executado com discreta retroversão no início; em seguida, você pode trabalhar em posição ereta, mais adequada para dança. Sinta a coxa ser levantada o mais alto possível, a partir dos músculos situados profundamente aos abdominais inferiores, e aproxime-a das costelas. Coordene o levantamento da coxa direita com a descida do túber isquiático direito para ficar em contato com o solo; isso reduzirá a tendência de inclinação lateral da pelve, diminuindo o trabalho do iliopsoas e aumentando o do tensor da fáscia lata e dos músculos glúteos. O levantamento da coxa é um exemplo de contração concêntrica, mas você também pode manter o membro levantado por meio da contração isométrica para ajudar a aumentar a potência.

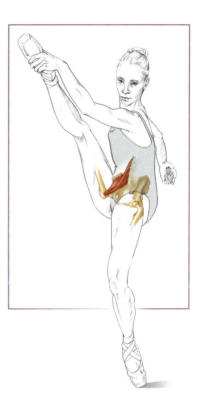

VARIAÇÃO
Auxílio ao flexor do quadril

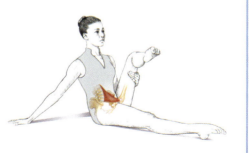

1. Comece na mesma posição inicial. Inverta o padrão respiratório; desta vez, levante o membro inferior com rotação lateral em direção às costelas, sentindo a mesma contração forte do iliopsoas. Inspire durante a elevação dos membros.
2. Aproxime a coxa das costelas. No ponto mais alto, para levantar a coxa ainda mais, ajude com a mão colocando-a sob a coxa. Mantenha uma contração isométrica por 4 segundos.
3. Retire a mão, mas mantenha o membro inferior na mesma altura. Permaneça nessa posição por 4 segundos. Expire e retorne ao solo devagar. Repita quatro vezes.

Levantamento para *attitude*

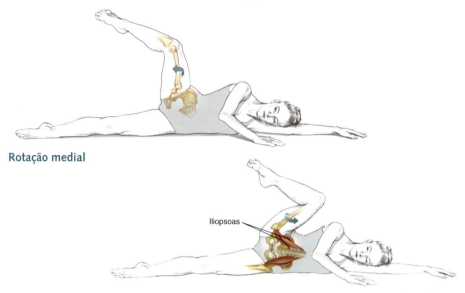

Rotação medial

Rotação lateral

Execução

1. Deite-se em decúbito lateral esquerdo com o membro superior esquerdo estendido acima da cabeça, que fica apoiada sobre ele. Alongue a coluna vertebral. Contraia o transverso do abdome dos dois lados. O membro inferior mais alto começa o exercício elevado em *attitude à la seconde*.

2. Respirando de modo tranquilo, comece a rodar medialmente a coxa de modo suave por 2 segundos, mas permaneça em *attitude*. Rode-a para a lateral por 2 segundos. Repita por duas séries. Lembre-se de isolar a coxa da pelve. Movimente apenas a coxa, não a coluna vertebral ou a pelve.

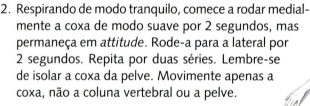

3. Durante a rotação lateral da coxa, levante-a em direção ao ombro, coordenando a contração dos rotadores laterais profundos com a potência do iliopsoas. Continue a contração para aumentar a rotação lateral da coxa enquanto o membro é levantado.

⚠️ **DICA DE SEGURANÇA** Evite movimentar a pelve; proteja a região inferior da coluna vertebral.

Músculos envolvidos

Flexão do quadril: iliopsoas

Rotação lateral: quadrado femoral

Enfoque na dança

Ao condicionar de modo eficaz o complexo do iliopsoas, além do que lhe proporcionam as aulas de técnica de dança, você pode aumentar a altura atingida pelos membros inferiores. Apesar da possibilidade de outros músculos estarem envolvidos neste exercício, utilize essa oportunidade para conectar o iliopsoas profundo aos rotadores profundos mais inferiores. Note o que acontece quando você roda medialmente a coxa – seu quadril inclina-se e a contração muscular o movimenta em direção à face lateral da região proximal da coxa. Essa não é a posição em que você deseja trabalhar seu *développé*. As rotações mediais e laterais do exercício devem conectá-lo aos rotadores profundos mais inferiores e ao iliopsoas. Visualize como o complexo do iliopsoas se estende das vértebras mais inferiores de sua coluna ao trocanter menor do fêmur. Agora, concentre-se no trajeto do músculo quadrado femoral, da face lateral do túber isquiático à face posterior do fêmur. Quando um levanta o fêmur, o outro promove a rotação lateral. Isso requer coordenação, visualização e ação de ambos para executar um maravilhoso *développé* para o lado.

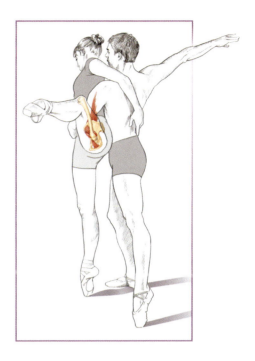

VARIAÇÃO
Levantamento para *attitude* ajoelhado

1. Ajoelhe-se sobre o membro inferior esquerdo. O membro inferior direito está em rotação lateral, com o joelho flexionado, e o pé, em contato com o solo. Inspire e sinta o fêmur direito rodar para a lateral no acetábulo com a contração do rotador lateral mais inferior.
2. Comece a levantar a coxa devagar na direção do ombro ao contrair o iliopsoas. Mantenha o membro inferior de apoio firme. Não continue o movimento se não conseguir manter a rotação lateral da coxa no quadril – pare, organize-se e inicie novamente.
3. Expire e retorne devagar e de modo controlado ao solo. Repita quatro vezes de cada lado. Lembre-se de isolar o túber isquiático estável do fêmur em elevação. Movimente apenas a coxa, não a coluna vertebral.

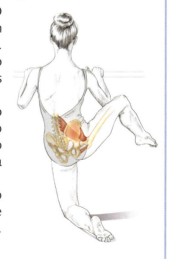

Alongamento do flexor do quadril

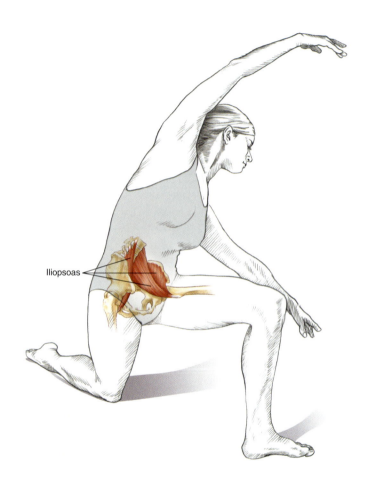

Execução

1. Ajoelhe-se sobre o membro inferior direito. Posicione o pé esquerdo no solo à sua frente, com o joelho do mesmo lado flexionado em 90°. Prepare o tronco e alongue a coluna vertebral.
2. Crie uma sólida retroversão pélvica com os músculos do abdome. Ao levantar-se na cintura, concentre-se nas habilidades de equilíbrio. O membro inferior direito está em leve extensão no quadril.
3. Comece um longo *cambré* para a esquerda com o membro superior direito acima da cabeça. Enfatize a retroversão. Mantenha o alongamento por 45 segundos, inspirando profundamente três vezes. Sinta o alongamento na região anterior do quadril e no lado direito da cintura. Retorne devagar e repita de três a cinco vezes de cada lado.

⚠️ **DICA DE SEGURANÇA** Coloque uma almofada sob o joelho direito para amortecê-lo. Mantenha o joelho esquerdo em 90° para evitar a incidência de forças de compressão nessa articulação.

Músculo envolvido

Iliopsoas

Enfoque na dança

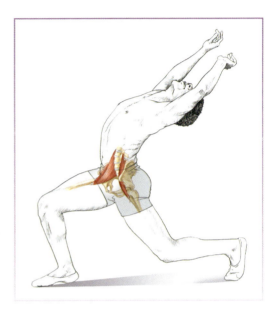

O trabalho intenso dos flexores profundos do quadril pode gerar tensão indesejada. Sua meta é isolar o iliopsoas para levantar o membro inferior mais de 90°, e não produzir uma síndrome de sobrecarga. Pode ser que você precise alongar várias vezes os flexores do quadril enquanto trabalha no fortalecimento dos flexores profundos do quadril. Lembre-se de que você terá mais benefícios dos alongamentos se seu corpo estiver aquecido. O alongamento da região anterior do quadril também traz benefícios para a extensão dos membros inferiores no quadril. Permaneça com a pelve em retroversão durante todo o alongamento. Se sua pelve começar a compensar e sofrer anteversão, você estará perdendo a eficiência do alongamento. Quando a pelve sofre anteversão, na verdade você está encurtando os flexores do quadril.

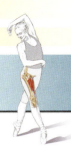

MEMBROS INFERIORES

A mágica da dança revela-se na beleza dos membros inferiores. Todos os estilos de dança exibem habilidades dos membros inferiores – eles desafiam a força da gravidade e contestam o que é humanamente possível. Essa qualidade estética é o meio pelo qual você se comunica com a plateia. Você sabe que deve dançar usando todo o corpo, mas este capítulo concentra-se na anatomia dos membros inferiores e destaca a precisão, ou seja, o grau de refinamento no movimento dos membros inferiores. O movimento preciso requer exatidão e velocidade coordenada das contrações musculares.

Vamos continuar a explorar os ossos e músculos que contribuem para a beleza dos membros inferiores. O fêmur, o osso mais longo e forte do corpo, dispõe-se angulado a partir da pelve para formar a parte proximal da articulação do joelho (Fig. 7.1) e apresenta vários músculos inseridos que o ajudam a criar precisão nos movimentos e habilidades da dança. A articulação do joelho é do tipo gínglimo (dobradiça) e é sustentada por vários ligamentos resistentes. A patela é um osso extremamente móvel, situado no interior do tendão do músculo quadríceps femoral, o qual possui inserção distal na tíbia. Durante a flexão e a extensão, a patela movimenta-se em um padrão deslizante, mas corre risco de lesão se houver qualquer desequilíbrio no quadríceps femoral. O uso excessivo dos músculos laterais da coxa pode levar ao deslizamento anormal da patela na aterrissagem de saltos.

O fêmur é mantido em contato firme com o acetábulo por meio de fortes ligamentos: o iliofemoral, o pubofemoral e o isquiofemoral. Note que seus nomes têm relação com os ossos aos quais se conectam. Ao levantar o membro inferior para a frente, os três ligamentos relaxam um pouco a fim de proporcionar maior amplitude de movimento. Mas, quando o membro inferior é levantado para trás ou a pelve é retrovertida, esses ligamentos são tensionados. O ligamento iliofemoral, às vezes denominado ligamento em Y devido ao seu formato, é extremamente forte e, portanto, contribui para a estabilidade do

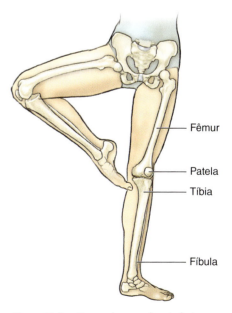

Figura 7.1 Ossos do membro inferior.

quadril e o controle do posicionamento do corpo. O encurtamento desse ligamento pode limitar a rotação lateral no quadril. É por isso que alguns dançarinos antevertem a pelve, afrouxando o ligamento iliofemoral, para permitir maior rotação lateral.

Existem quatro grandes ligamentos na articulação do joelho: o colateral tibial (interconecta fêmur e tíbia), o colateral fibular (interconecta fêmur e fíbula), o cruzado anterior e o cruzado posterior (entrecruzam-se ao interconectar fêmur e tíbia). Esses ligamentos proporcionam sustentação e podem ser lesionados com gravidade quando o alinhamento é comprometido, em particular na aterrissagem de saltos. Isso está relacionado à precisão de movimento: o fêmur deve estar mecanicamente alinhado acima da tíbia, em especial durante a aterrissagem. Qualquer desvio permitirá uma torção anormal entre fêmur e tíbia, causando graves problemas nos ligamentos. O exercício *wall sit* (p. 132) destaca o alinhamento dos joelhos diretamente acima dos dedos dos pés ao movimentar os membros inferiores no plano sagital.

Consciência muscular

No Capítulo 6, falamos sobre os músculos laterais do quadril, os rotadores laterais profundos e o iliopsoas. Agora vamos abordar os músculos das regiões anterior, medial e posterior do membro inferior. Os músculos do compartimento anterior da coxa compõem o grupo do quadríceps femoral. O reto femoral é o maior músculo desse grupo e estende-se da espinha ilíaca anteroinferior à tíbia, transpondo a articulação do quadril (Fig. 7.2a). Os outros três músculos que compõem o quadríceps femoral são os vastos medial, intermédio e lateral; note como seus nomes estão relacionados à sua localização. Eles possuem inserção proximal na face medial, lateral e posterior da região proximal do fêmur e inserção distal no ligamento da patela. Todos esses músculos flexionam o quadril e estendem o joelho. Também podemos incluir o músculo sartório, que se insere na espinha ilíaca anterossuperior, estendendo-se inferiormente até a face medial da tíbia. Esse é o músculo mais longo do corpo; ajuda a flexionar o joelho e tem participação na rotação lateral da coxa. Esses músculos são bastante fortes e o ajudam a manter estendido o joelho do membro de apoio. Eles estendem os joelhos na fase ascendente do *plié* e completam um movimento de *développé*.

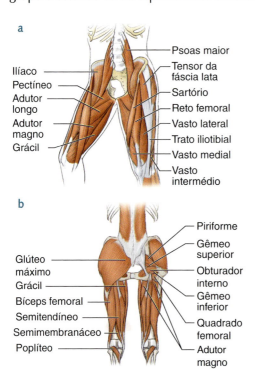

Figura 7.2 Músculos do membro inferior: (a) vista anterior; (b) vista posterior.

Os adutores, ou músculos mediais da coxa, inserem-se acima em diferentes áreas do púbis e abaixo em diferentes áreas da face medial do fêmur. Os músculos do compartimento medial da coxa são: adutor longo, adutor curto, adutor magno, pectíneo e grácil (Fig. 7.2b). Eles aduzem a coxa e também podem levantar o membro inferior para a frente (flexão) e para trás (extensão) em pequena extensão. Muitos bailarinos experientes acreditam que os adutores são importantes para manter os membros inferiores em rotação lateral, principalmente quando os dois membros estão apoiados no solo. Por exemplo, no *relevé* em primeira posição, a contração dos adutores proporciona estabilidade pélvica adicional e segurança na rotação lateral.

Os músculos isquiocrurais ocupam o compartimento posterior da coxa. O bíceps femoral tem inserção proximal no túber isquiático e no fêmur e distal na fíbula e na região lateral da tíbia. O semitendíneo e o semimembranáceo inserem-se acima no túber isquiático e abaixo na face medial da tíbia. Todos os músculos isquiocrurais flexionam o joelho e estendem o quadril. O bíceps femoral é fortemente ativado em movimentos do *arabesque*. Os isquiocrurais também são importantes no posicionamento do corpo. Se você os contrai junto com os músculos do abdome enquanto está em pé, poderá coordenar um ótimo alinhamento da pelve. Esse efeito permitirá ao membro de apoio tornar-se mais estável; portanto, você não precisará usar excessivamente ou contrair com muita força o músculo quadríceps femoral.

Não devemos nos esquecer do glúteo máximo. Ele tem inserção proximal na face posterior do ílio, sacro e cóccix e inserção distal no fêmur, além de possuir inserções fibrosas no trato iliotibial. O glúteo máximo e os isquiocrurais iniciam juntos a extensão do membro inferior no quadril, o *battement derrière* e o *arabesque*. O exercício de flexão de joelho (p. 134) enfoca a contração dos transversos do abdome durante a ativação dos músculos do compartimento posterior das coxas e das nádegas. O glúteo máximo é o mais forte extensor do quadril e algumas de suas fibras mais inferiores podem desempenhar um papel na rotação lateral. No entanto, note que se não conseguir localizar e utilizar os rotadores laterais profundos, você terá uma tendência de usar excessivamente o glúteo máximo, retroverter a pelve e limitar a rotação lateral.

Precisão do movimento do membro inferior

No Capítulo 6, discutimos a necessidade de melhorar as extensões, porém muitos dançarinos lutam contra o uso excessivo do quadríceps femoral ao tentar elevar os membros inferiores acima de 90°. Em qualquer levantamento do membro inferior para a frente, especialmente quando estiver rodado para a lateral, a cabeça do fêmur deve descer enquanto o membro começa a ser levantado (Fig. 7.3). Visualize o túber isquiático do membro que está sendo levantado deslocando-se inferiormente em direção ao solo. O iliopsoas é ativado, produzindo uma contração concêntrica, enquanto o glúteo máximo e os músculos da região lombar se alongam. O membro de apoio deve manter-se fixo pela contração dos isquiocrurais e abdutores do quadril. Ao começar o movimento com uma inclinação lateral do quadril, você contrairá as fibras anteriores do glúteo mínimo, glúteo médio e tensor da fáscia lata, que começarão a rodar medialmente seu membro inferior. Os rotadores laterais profundos devem trabalhar para manter o fêmur rodado para a lateral por toda a amplitude do movimento. Não se esqueça do princípio de alongamento axial do Capítulo 2: alongue a coluna vertebral e contraia a musculatura do *core*.

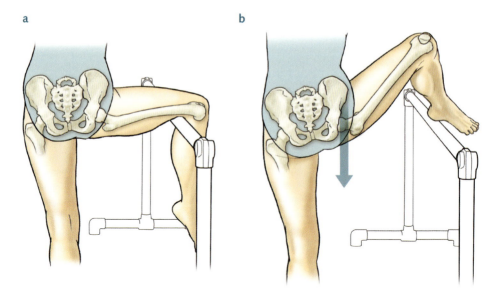

Figura 7.3 Movimento do fêmur no acetábulo.

Se estiver executando um movimento do tipo *développé*, mais uma vez a cabeça do fêmur deve deslizar para baixo e continuar a rodar para a lateral. O joelho é levantado o máximo possível para aproximar-se das costelas, destacando o papel do iliopsoas. Em seguida, você pode dar início à contração concêntrica das coxas para estender o joelho. Uma vez contraído, o quadríceps femoral não poderá mais ajudá-lo a aumentar a elevação – seu *développé* terá terminado. Esse princípio é muito semelhante ao movimento da cabeça do úmero no complexo do ombro ao levantarmos o braço.

Quando seu joelho está flexionado, os ligamentos de sustentação ficam frouxos, de modo que a estabilidade do joelho depende da força dos músculos. Durante a extensão do joelho, ocorre uma pequena rotação no interior da articulação. Lembrando-se disso, aterrissagens controladas, com alinhamento das coxas sobre os joelhos e destes sobre os dedos dos pés, diminuem a chance de lesão nos joelhos. Durante a fase descendente dos membros inferiores, depois de um chute agressivo ou um salto, lembre-se de manter o controle preciso. Agora seus músculos precisarão mudar o trajeto rapidamente e contrair-se para resistir à força da gravidade. O retorno de um *grand battement* para a frente requer reorganização do tronco, mas também contração concêntrica dos extensores do quadril. O exercício *battement* descendente (p. 142) é uma ótima maneira de refletir sobre o controle durante o retorno de um movimento.

Retornar de um salto de modo seguro e eficiente requer controle excêntrico pelo quadríceps femoral, pelos isquiocrurais e flexores plantares, que serão estudados no próximo capítulo. Lembre-se, como visto no Capítulo 1, de que uma contração excêntrica representa os músculos contraindo-se e, ao mesmo tempo, alongando-se. Na maior parte do tempo, a fase descendente do movimento requer mais contrações excêntricas para manter o controle. Seu joelho é responsável por cerca de um terço do trabalho muscular na aterrissagem. Ao rolar a planta do pé com controle excêntrico, dos dedos e do antepé até os calcanhares, você amortecerá a aterrissagem. Em seguida, o joelho e o quadril podem flexionar de modo controlado para absorver o restante das forças. É importante não imprimir todo o esforço na fase de impulsão e perder o controle na fase de aterrissagem. Muitas lesões ocorrem ao aterrissar dos saltos.

Exercícios com enfoque na dança

Os próximos exercícios estão diretamente relacionados à sua técnica. Lembre-se de movimentar-se pelo caminho mais eficiente. Em outras palavras, contraia a musculatura do *core* para sustentar sua posição e recrute somente os músculos necessários para realizar o movimento. A atividade muscular indesejada o desgastará; a conservação de energia lhe permitirá dançar por mais tempo com precisão. Por exemplo, você não precisa sobrecarregar o pescoço e os ombros apenas para levantar o membro inferior para trás. O uso excessivo do pescoço e dos ombros é um obstáculo, causa fadiga e aumenta o risco de lesão.

Utilize seus novos princípios de dança:

1. Estabelecer o fio de prumo para obter consciência vertebral e postural.
2. Dissociar o quadril para movimentar a coxa sem movimento vertebral ou pélvico.
3. Estabilizar o tronco para aumentar o movimento controlado.
4. Respirar com eficiência para utilizar os músculos do *core*.

Sem dúvida, há muito para lembrar, mas ao praticar novas estratégias de movimento, isso se tornará automático e, consequentemente, você estabilizará uma parte do corpo, movimentará outra com liberdade e melhorará seu desempenho.

Short arcs

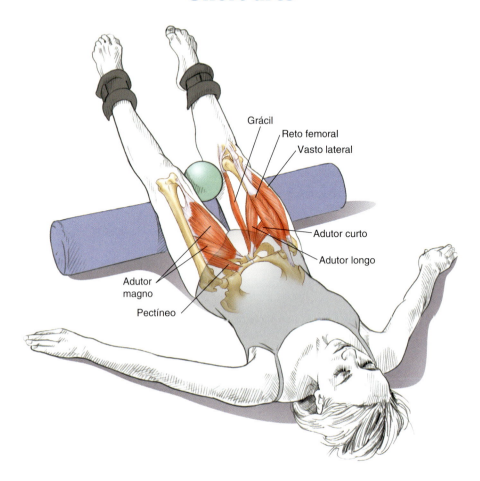

Execução

1. Deitado em decúbito dorsal, coloque um cilindro de espuma ou pequenos rolos de toalhas sob os joelhos, uma bola pequena entre os joelhos e pesos de 1,5 kg ao redor de cada tornozelo. Apoie as plantas dos pés no solo. Verifique novamente o alinhamento da postura neutra. Inspire para começar.
2. Ao expirar, combine a contração do quadríceps femoral com a compressão da bola para ativar os adutores. Estenda os dois joelhos e mantenha-se nessa posição por 2 a 4 segundos. Retorne de modo controlado.
3. Concentre-se no levantamento dos membros inferiores, sem forçar o cilindro de espuma para baixo com as coxas. Repita de dez a doze vezes e, em seguida, repita mais dez a doze vezes executando uma extensão mais rápida do joelho e um retorno mais lento. Aumente gradualmente os pesos no tornozelo até 2,5 kg.

⚠️ **DICA DE SEGURANÇA** Para manter a pelve neutra, contraia o transverso do abdome e evite contrair o iliopsoas. Concentre-se no quadríceps femoral. Evite hiperestender o joelho, o que aumenta a tração dos ligamentos posteriores do joelho.

Músculos envolvidos

Reto femoral, vasto medial, vasto lateral, adutor longo, adutor curto, adutor magno, grácil, pectíneo

Enfoque na dança

Todos os músculos que compõem o quadríceps femoral são motores primários para a extensão do joelho, mas neste exercício se concentre no vasto medial e nos adutores. Todos os estilos de dança podem exigir movimentos anormais ao redor do joelho. Parece que quanto mais criativa e incomum é a coreografia, mais o movimento chama atenção. Por isso, fortaleça o quadríceps femoral junto com os adutores para reduzir as forças compressivas sob a patela. Ao movimentar o joelho de 0° a 30° de amplitude, você reduz as forças de compressão enquanto enfatiza o excelente alinhamento vertical da patela. Durante a execução deste exercício, lembre-se de fazer a perna "flutuar" para cima à medida que a coxa é contraída ou de estender o joelho – essa visualização ajudará a finalizar o *développé*. A meta é que os músculos da coxa levantem a perna e não a puxem para baixo com a coxa. No balé, o movimento *pas de chat* russo requer forte contração do quadríceps femoral no membro de condução. Independentemente de o *pas de chat* ser amplo ou curto, faça os músculos da coxa levantarem a perna.

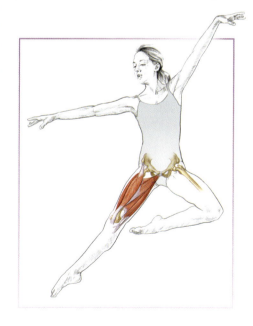

Concentre-se no músculo vasto medial para minimizar a tendência de deslizamento da patela para a lateral. Além disso, varie o ritmo do exercício para simular saltos: rápido na fase de impulsão e, então, lento na fase de aterrissagem. Quando os dedos tocam o solo, o quadríceps femoral deve começar a alongar-se e permanecer forte e tonificado. Algumas dançarinas possuem menos força no quadríceps femoral que os atletas comuns, e algumas aulas de técnica ou o aquecimento não proporcionam treinamento adequado ao quadríceps femoral. Sendo assim, vamos trabalhar para aumentar a força nas coxas!

Wall sit

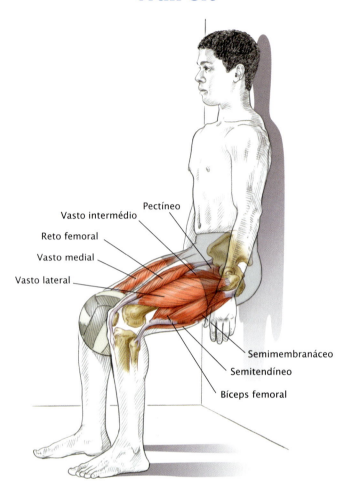

Execução

1. Posicione-se com o dorso apoiado contra uma parede. Afaste os calcanhares da parede cerca de 60 cm. Incline-se na parede e coloque uma pequena bola entre os joelhos. Inspire ao preparar-se.
2. Expire e execute um *demi-plié* paralelo deslizando na parede para baixo. Sinta seu peso distribuído de modo uniforme nos dois pés. Acentue a pressão com os calcanhares se for necessário. Contraia os adutores pressionando a bola.
3. Mantenha-se nessa posição por 2 a 4 segundos, gerando uma contração isométrica. Retorne deslizando para cima na parede. Repita fazendo um *demi-plié* mais amplo, deixando as coxas paralelas ao solo. Mantenha-se nessa posição por 2 a 4 segundos e, em seguida, deslize para cima na parede. Repita a série de quatro a seis vezes.

⚠️ **DICA DE SEGURANÇA** Todas as curvaturas naturais da coluna vertebral devem permanecer inalteradas. Enfatize a coluna neutra, mas não a retroversão. Para reduzir as forças de compressão na articulação do joelho, evite *pliés* além de 90° de flexão do joelho.

Músculos envolvidos

Bíceps femoral, vasto medial, vasto intermédio, vasto lateral, adutor longo, adutor curto, adutor magno, grácil, pectíneo, reto femoral, semimembranáceo, semitendíneo

Enfoque na dança

Você notará o aumento de dificuldade ao flexionar um pouco mais os joelhos. Com os membros paralelos ou em rotação lateral, o *grand plié* pode gerar compressão sob a patela; este é um exercício excelente para o quadríceps femoral quando ele está suficientemente forte. Ao ampliar o *plié*, a patela desloca-se de sua posição segura de alinhamento vertical para comprimir o fêmur fortemente e do modo mais profundo. Saiba que o *grand plié* pode causar um impacto de cerca de sete vezes seu peso corporal diretamente na articulação do joelho. Multiplique seu peso por sete para ter uma ideia de quanto é esse valor em cada *grand plié*. Esse movimento talvez devesse ser usado em um momento mais no fim da aula de técnica de balé, de modo que os membros inferiores tivessem

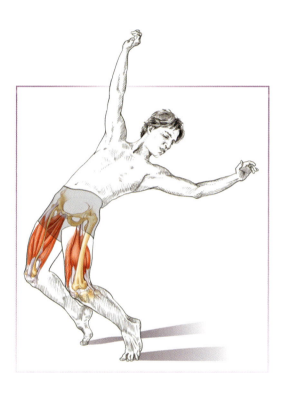

mais tempo para atingir o aquecimento ideal. Você precisará ter uma força impecável nos quadríceps femorais para executar a "dobradiça" (*hinge*) da técnica moderna de Horton, em que o peso de seu corpo é deslocado para trás, sendo sustentado pelos joelhos e pelas coxas que, além disso, mantêm sua estabilidade. No balé clássico, o avanço no *grand cambré* exige intensa flexão do joelho e forte contração do quadríceps femoral. Vários estilos contemporâneos de coreografia podem exigir que você suporte todo o seu peso sobre os joelhos enquanto gira. Se você estiver usando este exercício para reforçar o alinhamento dos joelhos sobre os dedos dos pés, de quatro a seis repetições podem ser suficientes; mas, se estiver tentando ganhar força, repita até a fadiga.

Flexão de joelho

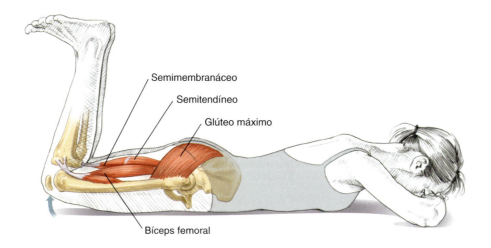

Execução

1. Em decúbito ventral, apoie a fronte em suas mãos. Mantenha os membros inferiores juntos e paralelos. Flexione simultaneamente os dois joelhos em 90° e também execute dorsiflexão no tornozelo, mantendo os joelhos e os tornozelos em contato. Inspire ao preparar-se.
2. Ao expirar, contraia os transversos do abdome e alongue a coluna vertebral. Levante um pouco as duas coxas do solo, contraindo os isquiocrurais e o glúteo máximo. Permaneça assim por 4 segundos.
3. Alongue a região anterior dos quadris. Mantenha as coxas cerca de 2 a 3 cm acima do solo. Inspire para retornar de modo controlado. Repita de dez a doze vezes.

⚠️ **DICA DE SEGURANÇA** Contraia os transversos do abdome para proteger a região inferior da coluna vertebral. Este exercício também requer ativação de músculos estabilizadores paravertebrais. Resista à acentuação da curvatura lombar – trabalhe para manter a posição sustentada natural da pelve.

Músculos envolvidos

Bíceps femoral, semitendíneo, semimembranáceo, glúteo máximo

Enfoque na dança

Os isquiocrurais proporcionam sustentação para o posicionamento perfeito do corpo, mas também flexionam os joelhos e estendem os quadris. Eles atuam em duas articulações. Alguns dançarinos possuem joelhos hiperestendidos, ou seja, podem prosseguir além da extensão completa em decorrência da frouxidão e do torque gravitacional posterior. Se você ativar os isquiocrurais um pouco antes, eles podem ajudar a controlar a hiperextensão. No balé, esses músculos trabalham durante a execução de cada *coupé*, *passé* e *attitude*, assim como no *barrel turn* e no *stag leap* do jazz. O bíceps femoral também auxilia na rotação lateral do joelho; você deve sentir sua contração durante o *attitude derrière* e o *arabesque* com rotação lateral. Tente pensar na dissociação do quadril: movimente suas coxas para trás o máximo possível sem qualquer movimento na região inferior da coluna vertebral. Crie um desafio, tentando movimentar as coxas contra a resistência da pelve e da coluna vertebral.

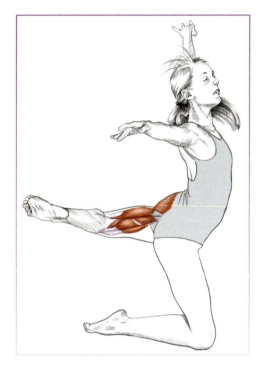

VARIAÇÃO
Plié em suspensão

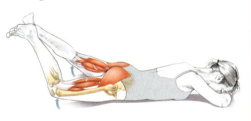

1. Deite-se em decúbito ventral em posição de *demi-plié* com rotação lateral, mas mantenha a posição neutra da pelve. Reforce a sustentação da região lombar pelos músculos profundos do abdome. Inspire ao preparar-se.
2. Ao expirar, contraia os músculos abdominais inferiores. Levante um pouco os dois membros inferiores, contraindo os rotadores profundos e o bíceps femoral. Mantenha os membros inferiores suspensos, cerca de 3 a 5 cm acima do solo. Enfatize os rotadores laterais profundos mais inferiores.
3. Permaneça nessa posição por 2 a 4 segundos e, em seguida, abaixe as coxas devagar até o solo de modo controlado. Repita de dez a doze vezes.

Extensão do quadril

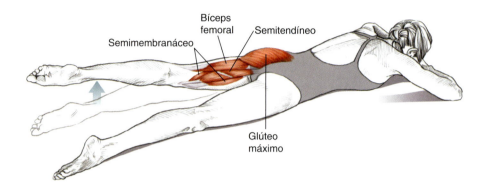

Execução

1. Deite-se em decúbito ventral, com a fronte apoiada sobre as mãos e os membros inferiores em leve rotação lateral (depois repita este exercício com os membros paralelos). Alongue toda a coluna vertebral. Inspire ao preparar-se.
2. Ao expirar, concentre-se na contração dos isquiocrurais e dos transversos do abdome e levante um dos membros inferiores apenas cerca de 10°, porém mantendo a posição neutra da pelve.
3. Sinta o trabalho conjunto dos isquiocrurais e dos músculos do abdome contra a resistência da pelve, que tenta movimentar-se em anteversão. Mantenha-se nessa posição por 4 segundos. Enquanto inspira, retorne à posição inicial de modo controlado. Repita doze vezes com os membros inferiores em rotação lateral e doze vezes em paralelo.

⚠️ **DICA DE SEGURANÇA**   Contraia os músculos da parede abdominal e, em seguida, levante o membro inferior com os isquiocrurais.
Não relaxe a região lombar, deixando o impulso levantar o membro inferior sem controle! Com o tempo, isso enfraquecerá os segmentos inferiores de sua coluna e encurtará a região lombar, causando lesão por sobrecarga.

Músculos envolvidos

Bíceps femoral, semitendíneo, semimembranáceo, glúteo máximo

Enfoque na dança

Você aprendeu que os isquiocrurais possuem inserção proximal nos túberes isquiáticos. Por apresentarem conexão com a pelve, sua debilidade pode gerar ineficácia no alinhamento pélvico. Pense no fio de prumo; a fraqueza do complexo isquiocrural permite a anteversão da pelve, impedindo que você se mantenha na posição ideal. Um equilíbrio forte entre a suspensão pelos músculos abdominais e a força dos isquiocrurais facilita a manutenção do equilíbrio da pelve e da região lombar. Você precisa ter extrema flexibilidade nos isquiocrurais, mas também é importante manter a força. Esses músculos o ajudarão no *arabesque* e em saltos vigorosos. Pratique o levantamento posterior do membro inferior com uma nova consciência da participação dos músculos abdominais e dos isquiocrurais para obter maior sustentação. Durante a elevação no *arabesque*, mantenha a sustentação abdominal inferior e incline a parte superior do tronco para a frente, enfatizando a extensão da coluna vertebral na região superior do dorso e ao tórax, enquanto mantém a conexão abdome-isquiocrurais. Na variação extensão do quadril com apoio, a coluna vertebral fica apoiada, permitindo isolar os isquiocrurais e o glúteo máximo sem contrair os músculos extensores da coluna vertebral. O compartimento posterior de sua coxa contém músculos de contração rápida que movimentam o joelho e o quadril em todos os planos de movimentos com variações rápidas durante a dança. Às vezes, a região proximal da coxa suplanta os isquiocrurais. Continue a fortalecer os isquiocrurais.

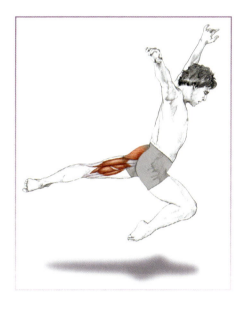

VARIAÇÃO
Extensão do quadril com apoio

1. Em decúbito ventral, deite-se com a parte superior do corpo sobre uma mesa e os pés no solo. A borda da mesa deve estar firmemente apoiada contra os flexores do quadril e suas mãos, sob a fronte. Inspire ao preparar-se.
2. Ao expirar, contraia os músculos abdominais profundos e levante um dos membros inferiores com o joelho estendido, contraindo os isquiocrurais e o glúteo máximo. Não deixe a pelve ou a região lombar se movimentarem. Mantenha-se nessa posição por 4 segundos e retorne devagar. Repita de dez a doze vezes de cada lado.

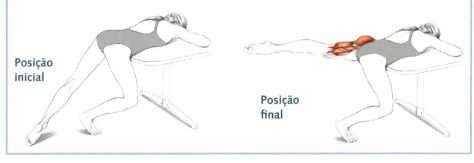

Posição inicial

Posição final

Tesoura lateral

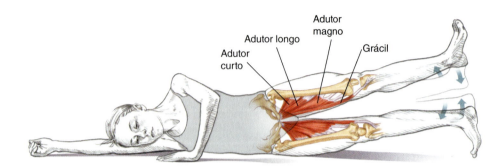

Execução

1. Deite-se em decúbito lateral direito com os dois membros inferiores estendidos, a cabeça apoiada sobre o membro superior direito estendido acima da cabeça e o membro superior esquerdo apoiado no solo à sua frente. Mantenha a coluna neutra e a cintura elevada nos dois lados do corpo. Apoie um joelho sobre o outro e inspire ao preparar-se.

2. Ao expirar, levante e rode lateralmente o membro inferior mais alto e, em seguida, faça o mesmo com o outro membro. Contraia a musculatura do *core* para manter o tronco firme. Se o equilíbrio estiver comprometido, avance um pouco os membros inferiores flexionando os quadris. Permaneça com a pelve e a coluna vertebral em posição neutra.

3. Efetue leves batidas entre as coxas. Sinta a contração do assoalho pélvico, do transverso do abdome e dos adutores. Realize essas batidas de dez a doze vezes antes de retornar de modo lento e controlado. Repita a série de três a cinco vezes. Aumente o ritmo em cada série.

⚠️ **DICA DE SEGURANÇA** O membro inferior mais baixo deve permanecer rodado para a lateral para evitar que o trocanter maior seja comprimido contra o solo. Mantenha uma forte contração abdominal para proporcionar estabilidade à coluna vertebral.

Músculos envolvidos

Adutor longo, adutor curto, adutor magno, grácil

Enfoque na dança

Parece que a maior parte dos dançarinos passa mais tempo alongando os adutores que os fortalecendo. O glúteo médio e os adutores trabalham juntos para propiciar maior estabilidade pélvica. Visualize as inserções (proximais e distais) dos músculos do compartimento medial da coxa; eles se estendem sobre a face medial do fêmur e conectam-se à pelve. Mesmo que percam sua eficácia quando o levantamento do membro inferior ultrapassa 50°, são muito ativos na flexão, extensão e, logicamente, na adução em pequeno grau. Os praticantes de dança irlandesa utilizam com frequência os adutores quando os membros inferiores são cruzados, dando à plateia uma ilusão de que, em vista anterior, há apenas um joelho. O mesmo princípio é aplicado durante a execução de *bourrées* no balé: os adutores permanecem contraídos para cruzar os membros inferiores. No balé, a quarta e a quinta posição requerem contração dos músculos do compartimento medial da coxa para conferir estabilidade à pelve, e uma combinação de saltos com batidas entre membros inferiores também requer músculos fortes nessa região da coxa. Pratique a tesoura lateral com cuidado e devagar, para então aumentar a velocidade das batidas a fim de aumentar a precisão.

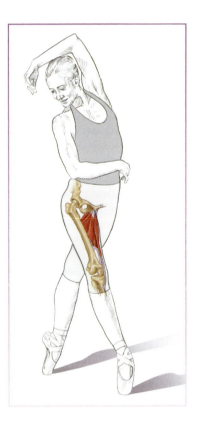

Développé com auxílio

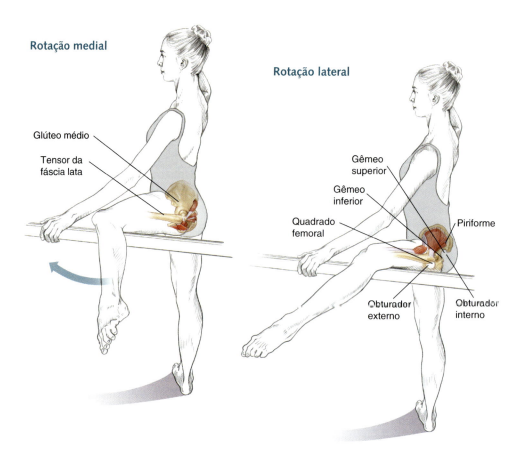

Execução

1. Fique em pé com a mão esquerda na barra. Apoie a região posterior do joelho do membro mais interno (esquerdo) sobre a barra, em segunda posição. Organize seu posicionamento: rode o membro inferior de apoio (direito) para o lado e posicione a mão direita sobre o ombro; a coxa esquerda, sobre a barra, deve estar levantada acima de 90°.
2. Rode a coxa esquerda em sentido medial e lateral, prestando atenção à inclinação do quadril durante a rotação medial e aos rotadores profundos inferiores na rotação interna. Repita quatro vezes.
3. Depois de completar a última rotação lateral da coxa, comece a estender o joelho levantando a perna, sem deixar a coxa pressionar a barra. Mantenha o membro apoiado sobre a barra enquanto contrai os rotadores laterais profundos do quadril e o iliopsoas.

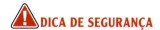 **DICA DE SEGURANÇA**   Evite rodar o joelho do membro de apoio.

Músculos envolvidos

Rotação medial: fibras anteriores dos glúteos médio e mínimo, tensor da fáscia lata

Rotação lateral: obturador interno, obturador externo, piriforme, quadrado femoral, gêmeo inferior, gêmeo superior

Extensão do joelho: reto femoral, vasto medial, vasto intermédio, vasto lateral, sartório

Enfoque na dança

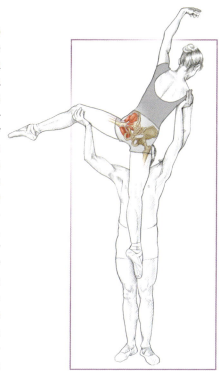

Você compreendeu como aproximar a coxa do tórax, mas então começa a estender o joelho, e o fêmur começa a abaixar. Você sente a intensa sobrecarga no quadríceps. Lembre-se, uma vez contraído o quadríceps, ele não pode mais ajudá-lo a levantar mais seu membro inferior – seu *développé* está completo! Visualize o fêmur grudado às costelas; intensifique a contração do iliopsoas para manter a coxa junto às costelas e mantenha a contração intensa dos rotadores profundos inferiores para sustentar a rotação lateral da coxa. A coxa descreve um efeito helicoidal no acetábulo durante todo o movimento. Seria interessante lembrar de posicionar o túber isquiático em direção ao solo e também de voltar a face lateral da coxa para baixo. Agora, apenas levante a perna; visualize a tíbia, o pé e o tornozelo deslocando-se suavemente para cima; deixe a contração do quadríceps femoral tracionar a perna para cima. É importante manter o iliopsoas e os rotadores profundos contraídos para sustentar o fêmur acima de 90°. Não se esqueça de manter a coxa em rotação lateral. Você também notará que o glúteo médio do membro de apoio ajuda a estabilizar a pelve. Faça todos trabalharem em conjunto para lhe proporcionar um maravilhoso *développé*.

Battement descendente

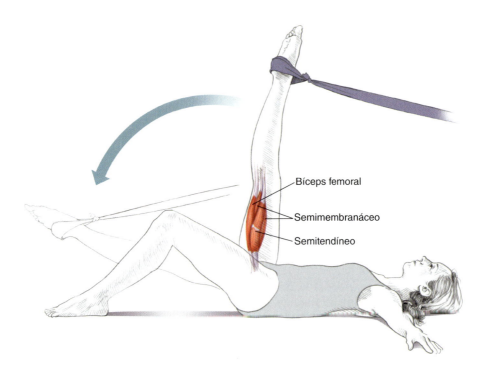

Execução

1. Deite-se em decúbito dorsal com o joelho esquerdo flexionado, e o pé, apoiado no solo. O membro inferior direito começa com o quadril flexionado em 90° e em rotação lateral; e o joelho totalmente estendido. Fixe a extremidade de uma faixa elástica em volta do pé; a outra extremidade deve estar presa no alto e atrás de você. Inspire para preparar-se.
2. Ao expirar, contraia os transversos do abdome para estabilizar sua região lombar. Abaixe o membro com cuidado contra a resistência da faixa, como se estivesse retornando de um *grand battement*.
3. Inspire enquanto o membro é levantado. Sinta como se estivesse levantando-o com a região proximal da face medial da coxa. Aumente a velocidade na fase ascendente e mantenha-a lenta e controlada contra a resistência na fase descendente. Reforce o controle do tronco em cada *battement*. Repita de dez a doze vezes.

⚠️ **DICA DE SEGURANÇA** Evite anteverter a pelve ou incliná-la a fim de manter sua estabilidade. Movimente apenas a coxa, e não a coluna vertebral ou a pelve.

Músculos envolvidos

Bíceps femoral, semitendíneo, semimembranáceo

Enfoque na dança

O controle durante a fase descendente de chutes altos, *grand jetés* ou *traveling leaps* fará com que seu movimento pareça desafiar a força da gravidade. Use a faixa para concentrar-se na contração concêntrica dos isquiocrurais enquanto o membro desce. Durante a elevação do membro para trás, a faixa pode ajudar a manter o alongamento excêntrico dos isquiocrurais e glúteo máximo. Esforce-se para manter o membro inferior em rotação lateral por toda a amplitude do movimento; isso impedirá a elevação do quadril. No ápice do *battement*, tenha a sensação de que seu membro pode alongar-se; levante-o e mantenha-o suspenso antes de começar a abaixá-lo devagar. Mantenha a pelve fixa e ratifique o princípio da dissociação do quadril. Lembre-se de permanecer com a coxa em rotação lateral. Este exercício

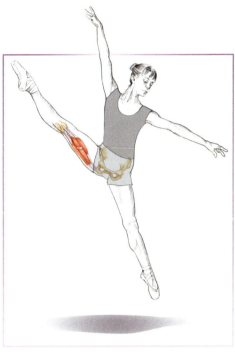

também pode ser executado em decúbito lateral movimentando o membro para o lado. Ao executar estes dois exercícios, feche os olhos durante algumas repetições para se concentrar no transverso do abdome, que "abraça" a coluna vertebral como um espartilho. Esse é o suporte que você precisa para conseguir movimentar os membros inferiores com liberdade.

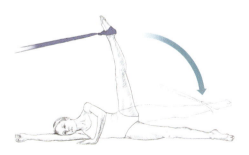

Variação: *battement* em decúbito lateral

TORNOZELOS E PÉS

Pés fortes e equilibrados servem como base para todo o corpo. O aprendizado sobre o alinhamento da perna associado à força do *core* e da pelve proporcionará a seus pés a potência de que você precisa para ser rápido e audaz. Como dançarino, é necessário que você tenha um conhecimento básico sobre o alinhamento preciso e a ação muscular para melhorar sua técnica. Existem 26 ossos e 34 articulações em seu pé, criando, portanto, muitas possibilidades de movimento. Ao suportar peso, qualquer movimento articular tem relação direta com outras articulações do pé. Você deve ser capaz de dançar como uma unidade, em que todas as articulações trabalham em harmonia.

O jazz, as danças moderna e de salão e a maior parte das danças folclóricas requerem movimentos similares de pés e tornozelos. Você deve ser capaz de se deslocar rapidamente com os pés e elevar-se sobre a cabeça dos metatarsais ("bola dos pés") e na ponta dos dedos dos pés. Talvez você precise correr e pular usando sapatos de salto ou girar e dar impulsos com os pés descalços. Praticantes de sapateado, *clog*[1] e flamenco realizam muitos movimentos difíceis de percussão com os pés que exigem potência intensa. Girar, saltar, ficar na ponta, executar *relevés* e *pliés* são habilidades básicas necessárias para todas as técnicas de dança. Cada estilo requer posições incomuns dos pés, sem mencionar os calçados específicos, utilizados mais como efeito estético que para sustentação. O balé clássico requer amplitude extrema de movimento para o trabalho na ponta, mas este capítulo é dedicado a todos os estilos de dança e à importância do conhecimento de anatomia. É importante conhecer as estruturas de sustentação que mantêm seus arcos íntegros e fortes e também saber a origem da estabilidade do tornozelo para reduzir o risco de entorses. Também é conveniente entender os movimentos musculares básicos de modo que você possa ser beneficiado pelos exercícios de fortalecimento. Os pés não se tornam rápidos e audazes por acaso – eles necessitam de treinamento, cuidado e manutenção.

Anatomia óssea

Os maléolos ("ossos do tornozelo") são projeções na extremidade distal da tíbia e da fíbula. Eles são locais de fixação de alguns ligamentos resistentes de sustentação do tornozelo. O tálus está perfeitamente adaptado entre os maléolos e é responsável por transmitir seu peso para o restante do pé. Ele se articula inferiormente com o calcâneo ("osso do calcanhar") e anteriormente com o navicular (Fig. 8.1). O calcâneo é a base para fixação do tendão do calcâneo ("de Aquiles"), e o navicular, para o tendão do

---

1 N.T.: O *clog* (tamanco) é uma dança folclórica originária da Irlanda, em que os operários se reuniam nas ruas para competir entre si, e vencia aquele que conseguisse produzir os mais variados sons e ritmos com a sola de seus tamancos de madeira contra o pavimento de pedra.

145

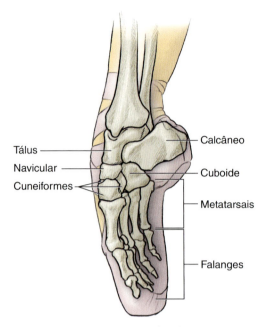

Figura 8.1   Osso do pé.

músculo tibial posterior. Os dois tendões tracionam os ossos para manter o pé (e o tornozelo) na ponta. Na região média do pé estão os três cuneiformes e o cuboide, que se articulam com os cinco metatarsais. Essa região lhe dá mobilidade para uma bela ponta e firmeza para sustentação. Os metatarsais articulam-se com as falanges, ou ossos dos dedos; é necessária uma boa flexibilidade nessas articulações para a melhor execução possível da meia-ponta. Todos os ossos do pé estão conectados por ligamentos e tendões musculares, que lhe dão sustentação. No restante do texto dividiremos o pé em segmentos. O antepé consiste nas falanges e nos metatarsais; o mediopé é constituído pelo navicular, pelos três cuneiformes e pelo cuboide. O retropé é composto pelo calcâneo e pelo tálus.

Os ossos do pé não estão dispostos no mesmo plano. A margem medial forma um longo arco denominado arco longitudinal (parte medial). Quando o instrutor diz "não role para dentro", em geral está se referindo ao aplainamento desse arco. Mesmo que a margem lateral de seu pé esteja apoiada no solo, também há a formação de um arco longitudinal (parte lateral). Enquanto parte de seu peso incidir sobre a parte lateral do arco longitudinal, a parte medial pode ser ativada e levantada. O arco transverso se estende em direção mediolateral. Esse arco produz um arqueamento notável do dorso do pé que muitos dançarinos trabalham para obter. Os arcos do pé são sustentados pelos ossos aí presentes. Eles precisam ser fortes e dinâmicos para suportar seu peso, a realização de saltos, posturas de equilíbrio e movimentos de rotação. Os arcos também são sustentados por aponeuroses (fáscias) e ligamentos. A aponeurose plantar é uma faixa extremamente resistente de tecido conectivo fibroso situada na planta dos pés. Ela se estende do antepé até o calcanhar. A preservação da força nos pés reduz o risco de desenvolver fasciite plantar (inflamação da fáscia). Debilidade e rigidez nos arcos sobrecarregam a aponeurose plantar. Você pode evitar a síndrome de sobrecarga mantendo a força e a flexibilidade dos pés.

Movimento dos pés e tornozelos

A articulação talocrural (tornozelo) permite a flexão e o trabalho na ponta, que, na terminologia médica, são conhecidos como flexão plantar e dorsiflexão. No ponto mais alto de seu *relevé* há uma possibilidade mínima de movimentação para o lado que, às vezes, ajuda quando se tenta manter uma postura equilibrada na ponta. O tálus fica firmemente articulado em uma cavidade com formato de caixa. No *plié*, o tálus movimenta-se discretamente para trás, onde se encaixa firmemente e proporciona estabilidade. Em alguns casos, quando o *demi-plié* é muito profundo, o tálus pode colidir com a face inferior da tíbia. Isso pode causar dor, edema e até mesmo a formação de um osteófito (esporão). Preservar a força e o controle muscular excêntrico dos membros inferiores ajudará a impedir que o *plié* cause esse impacto.

Na meia-ponta, o tálus movimenta-se levemente para a frente, saindo de sua posição segura e gerando instabilidade. Os exercícios de pressão por inversão, *winging* e *relevé* com bola deste capítulo (pp. 156, 158 e 160) são direcionados à estabilidade do tornozelo. Alguns dançarinos têm dificuldade para ficar completamente na ponta porque a região posterior do tálus pode apresentar uma projeção óssea anormal que entra em contato com o calcâneo. Esse choque indesejável na região posterior limita a elevação total no *relevé*, gera instabilidade no tornozelo e desloca o peso para trás. Quando você não consegue transferir o centro de gravidade para a posição de meia-ponta ou ponta completa, seu peso corporal permanece muito deslocado para trás. Esse posicionamento incorreto do peso pode gerar lesões por esforço e sobrecarga. Trabalhar com o peso deslocado para trás compromete o equilíbrio e sobrecarrega a musculatura da perna em decorrência da compensação.

A articulação talocalcânea (subtalar) está situada no retropé, onde o tálus e o calcâneo se encontram. Essa articulação propicia uma pronação adequada no *plié* e supinação no *relevé*, quer você esteja trabalhando com os membros inferiores paralelos ou em rotação lateral. Pronação refere-se ao movimento do arco longitudinal (parte medial) e do tálus em sentido inferior, enquanto supinação é exatamente o contrário. A parte medial do arco longitudinal e o tálus deslocam-se levemente para cima. Esse movimento é necessário para a propulsão no *relevé* e nos saltos, assim como para absorção de impactos nas aterrissagens. No entanto, a pronação excessiva leva à hiperpronação e imprime força inadequada em seu arco. Às vezes, a hiperpronação ocorre ao se forçar a rotação lateral no pé em vez de usar os adutores e rotadores laterais profundos do quadril.

Movimentos adequados no retropé impõem a necessidade de movimento no mediopé. Por exemplo, no *plié* a porção medial do calcâneo desloca-se levemente em sentido medial, de modo que o tálus possa se movimentar um pouco no mesmo sentido. Esse pequeno movimento tem que acontecer para "abrir" as articulações do mediopé. Quando as articulações do mediopé afrouxam, há flexibilidade para absorção de impactos e um *plié* suave. No *relevé* ocorre exatamente o oposto. O calcâneo e o tálus elevam-se um pouco para que as articulações do mediopé possam "fechar". Essa constrição propicia um arco firme para o *relevé*. O fortalecimento dos músculos do mediopé permitirá ótima transferência de peso para o primeiro, segundo e terceiro metatarsais ao executar o *relevé*. Os arcos então podem tornar-se rígidos para ajudar a estabilizar o *relevé*.

As articulações entre os metatarsais e as falanges devem ser substancialmente fortes e flexíveis para deixar o solo durante os saltos. No *relevé*, deve haver um alongamento excêntrico sob os dedos dos pés para proporcionar uma base adequada. O alongamento excêntrico permite que pequenos músculos na planta do antepé e sob os dedos se tornem longos, porém fortes e dinâmicos. Mesmo em pé, você deve manter os dedos alongados e a musculatura do arco contraída para propiciar um apoio firme. O primeiro exercício, cúpula (p. 152), melhora a sustentação do arco e reduz a fragilidade causada pela flexão dos dedos.

Ligamentos de sustentação

Você provavelmente conhece algum dançarino que teve uma entorse no tornozelo, uma lesão muito comum. Existem vários ligamentos no pé e no tornozelo, mas estudaremos apenas cinco ligamentos relacionados à sustentação. O complexo ligamentar medial é denominado deltoide. Ele se fixa superiormente no maléolo medial e abre-se em leque para se inserir abaixo no navicular, no tálus e no calcâneo. Há uma combinação extremamente eficaz de ligamentos que proporcionam estabilidade vital. O ligamento calcaneonavicular plantar ("mola") também está localizado na região medial do pé e conecta o calcâneo ao navicular; sua principal função é sustentar parte do tálus, o qual ajuda a suportar o peso do corpo. A debilidade ou o alongamento desse ligamento podem causar aplainamento do pé ("pé chato").

Na face lateral do tornozelo existem três ligamentos que juntos proporcionam estabilidade. Esses ligamentos não são tão fortes quanto o deltoide e geralmente são os primeiros ligamentos a serem lesados em uma entorse lateral do tornozelo. Esse tipo de entorse é uma lesão em que a planta do pé se volta em sentido medial, danificando os ligamentos de sustentação. O ligamento talofibular anterior estende-se entre o tálus e a fíbula; durante o *relevé* se desloca para uma posição vertical estável. Os ligamentos calcaneofibular e talofibular posterior, como se pode supor por seus nomes, estendem-se entre o calcâneo, o tálus e a fíbula e também ajudam a manter o alinhamento fundamental e a estabilidade do tornozelo.

Mecânica muscular

O movimento do pé e do tornozelo é propiciado por doze músculos intrínsecos do pé e doze extrínsecos, que se originam fora do pé e têm múltiplas funções. O gastrocnêmio é um músculo volumoso que tem inserção proximal na região posterior do joelho e inserção distal no calcâneo, por meio do tendão do calcâneo (Fig. 8.2). Sob o gastrocnêmio está o sóleo, que também se insere por meio do tendão do calcâneo. O gastrocnêmio é um músculo biarticular, ou seja, pode flexionar o joelho e dorsiflexionar o pé (movimento de ponta). O sóleo também pode executar movimento de ponta e desempenha um papel na manutenção do equilíbrio. Juntos, esses dois músculos são os motores primários para o *relevé* e o movimento de ponta. O sóleo é importante para a elevação na ponta a partir da meia-ponta e para garantir o firme controle nas aterrissagens de saltos. O exercício flexão plantar sentado (p. 162) oferece duas variações para fortalecimento específico do sóleo.

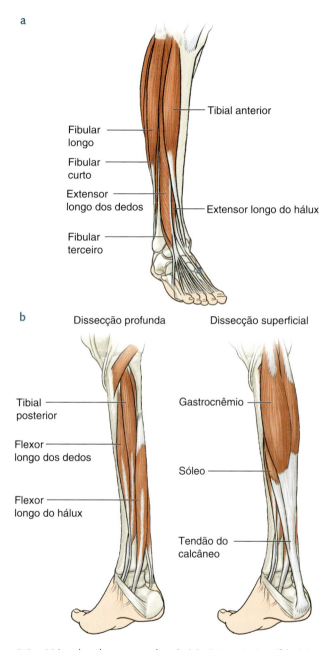

Figura 8.2   Músculos da perna e do pé: (a) vista anterior; (b) vista posterior.

Outros músculos que possuem inserção proximal na tíbia ou na fíbula e ajudam na flexão plantar e na inversão são o tibial posterior, o flexor longo dos dedos e o flexor longo do hálux. O tibial posterior possui inserção distal principalmente no navicular e fornece sustentação adicional para a parte medial do arco longitudinal. O flexor longo dos dedos insere-se nos dedos 2 a 5.

O flexor longo do hálux requer maior atenção. Esse músculo tem inserção proximal na face posterior da fíbula, estende-se pelo compartimento posterior da perna e atravessa um pequeno túnel abaixo do maléolo medial para se inserir na base do hálux. Esse tendão tem várias funções: fazer a flexão do hálux, imprimir potência durante a impulsão nos saltos e sustentar a parte medial do arco longitudinal. O uso repetitivo do tendão do flexor longo do hálux durante o movimento de ponta e o *relevé* pode causar desconforto e inflamação, denominados tendinite do dançarino. Esse tendão também pode ficar aprisionado no túnel e causar hálux em gatilho, o que pode levar ao esgarçamento ou à ruptura. É fundamental fortalecer todos os músculos responsáveis pela posição na ponta a fim de evitar uso excessivo do tendão do flexor longo do hálux. Exercícios com esse objetivo também estão incluídos neste capítulo.

Os músculos do compartimento lateral da perna são os fibulares, cuja inserção proximal está na porção proximal da fíbula. Um deles se insere no quinto metatarsal e o outro continua pela planta do pé para se inserir no primeiro metatarsal. Sua função é proporcionar força para a região lateral das pernas e reduzir o risco de entorses laterais do tornozelo. Junto à face anterior da tíbia estão o tibial anterior, o extensor longo do hálux e o extensor longo dos dedos. Esses músculos puxam os dedos para cima (extensão), além de executar dorsiflexão e inversão no tornozelo. Todos os músculos extrínsecos trabalham para manter sua perna em contato com o pé no tornozelo e oferecer sustentação.

As plantas dos pés também possuem camadas com músculos para sustentação (Fig. 8.3). Esses músculos intrínsecos conectam o calcanhar com os ossos tarsais e metatarsais e são responsáveis apenas pelo alongamento dos dedos. O pequeno músculo que sustenta a parte medial do arco longitudinal e se estende do hálux à região medial do calcâneo é denominado abdutor do hálux; você pode treinar esse músculo para lhe propiciar força à região da parte medial do arco longitudinal. O exercício de abdução do hálux (p. 154) pode ajudá-lo a fortalecer esse músculo. Músculos profundos também estão localizados entre os metatarsais e as falanges; a fraqueza desses músculos intrínsecos pode causar uma deformidade denominada dedos em garra. Os dedos devem estar alongados durante a fase de impulsão dos saltos.

Exercícios com enfoque na dança

Ao executar a próxima série de exercícios, visualize os músculos envolvendo firmemente seu tornozelo para dar sustentação. Cada vez que você executar dorsiflexão ou *demi-plié*, visualize o tálus em sua posição estável para lhe proporcionar suporte. Pense na energia passando por todos os seus arcos. Toda vez que executar ponta com seu pé, mantenha o segundo e o terceiro metatarsais no mesmo plano da tíbia para alinhar-se perfeitamente. Lembre-se de alongar sob os dedos do pé para evitar garra; isso lhe propiciará uma base mais ampla na meia-ponta. Essa base ampla oferecerá uma melhor superfície para que você se mantenha em equilíbrio. Tente repetir todos os exercícios com diversas velocidades e trabalhe de modo controlado por toda a amplitude de movimento.

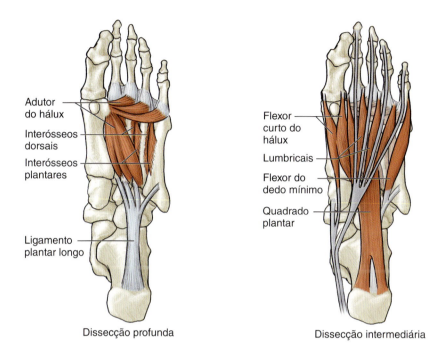
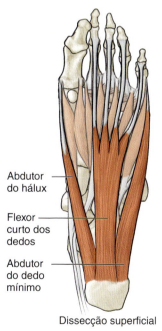

Figura 8.3　Músculos intrínsecos do pé.

Cúpula

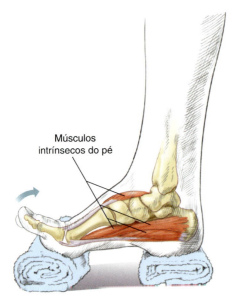
Músculos intrínsecos do pé

Dorsiflexão dos dedos

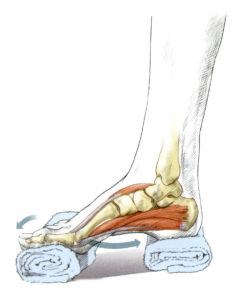

Flexão plantar dos dedos

Execução

1. Comece sentado. Apoie o antepé sobre uma pequena toalha enrolada e o calcanhar em outra. Utilize os rolos para equilibrar seu pé de maneira uniforme nas cabeças dos metatarsais e no calcanhar.
2. Levante todos os dedos sem elevar o antepé da toalha. Restabeleça a distribuição uniforme do peso. Alongue sob os dedos enquanto começa a pressioná-los em direção ao solo.
3. Contraia os músculos intrínsecos profundos ao longo de todo o arco e desloque as cabeças dos metatarsais em direção ao calcanhar. O movimento é iniciado a partir das articulações metatarsofalângicas até os dedos tocarem o solo. Não flexione os dedos; utilize a musculatura intrínseca para levar as cabeças dos metatarsais em direção ao calcanhar. Repita quinze vezes, evoluindo até trinta vezes.

Músculos envolvidos

Músculos intrínsecos do pé

Enfoque na dança

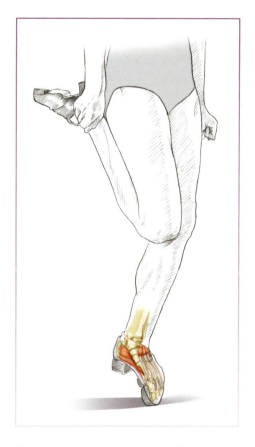

Existem vários músculos pequenos na planta dos pés; eles desempenham papel importante no movimento de ponta dos pés, ao movimentá-los da meia-ponta à ponta completa e na impulsão para os saltos. Algumas exigências da coreografia podem realmente causar prejuízos a seus pés. Os músculos intrínsecos associados à anatomia óssea sustentam os diferentes arcos do pé e ajudam a resistir à flexão dos dedos. O grupo de músculos intrínsecos deve contrair-se para gerar estabilidade. Feche os olhos e concentre-se nessa região específica do pé. Visualize a densa aponeurose, além das várias fibras musculares que se contraem para permitir controle. Seja dançando descalço, com sapatilha de ponta ou com sapatos de dança, a musculatura intrínseca deve estar forte para lhe propiciar a força e a elasticidade necessárias aos saltos e trabalho de ponta. Alguns aquecimentos e aulas de técnica básica dão pouca atenção a essa área específica do pé. Além disso, cabe a você manter a qualidade de seus arcos dedicando alguns momentos ao fortalecimento dos pés.

Abdução do hálux

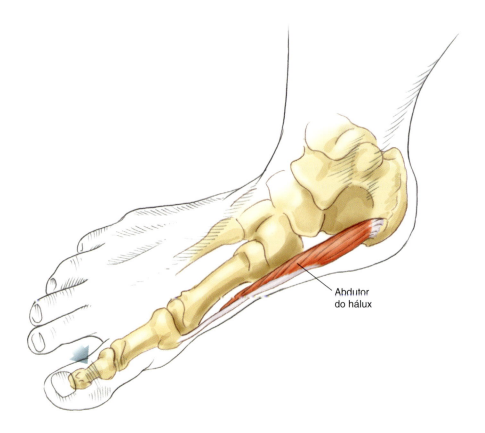

Abdutor do hálux

Execução

1. Comece sentado. Apoie os pés no solo, prestando atenção para distribuir o peso igualmente entre as cabeças dos metatarsais e o calcanhar.
2. Tente afastar o hálux dos outros dedos. Conserve essa posição por 2 a 4 segundos e retorne devagar. Sinta a elevação da parte medial do arco longitudinal durante o movimento do hálux.
3. Repita de dez a doze vezes para sentir a contração muscular. Execute até três séries de doze.

Músculo envolvido

Abdutor do hálux

Enfoque na dança

A parte medial do arco longitudinal tem um belo formato de arco de cúpula. Quando os instrutores o advertem a não hiperpronar (rolar medialmente) o pé, é a ausência desse arco que eles estão focando. Ao longo do tempo, a debilidade do abdutor do hálux e a frouxidão dos ligamentos provocam o aplainamento desse arco. Rodar o pé exageradamente para lateral, em vez de trabalhar essa rotação no quadril, gera um colapso da parte

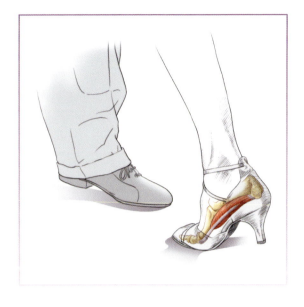

medial do arco longitudinal, podendo causar diversas lesões. A distribuição do peso por igual ao longo do arco lateral ajudará a trabalhar sistematicamente os músculos a fim de propiciar a elasticidade correta necessária ao arco medial. Todos os estilos de dança exigem transferência constante do peso corporal, promovendo alterações no formato dos arcos; seus arcos devem ser fortes o bastante para suportar essas mudanças. Você pode utilizar esse músculo para proporcionar sustentação à parte medial do arco longitudinal quando estiver dançando descalço, na ponta ou com sapatos de dança. A parte medial do arco longitudinal deve tornar-se rígida e segura no *relevé*, alongada, porém ativa, no *plié*, e intensa no equilíbrio.

Pressão por inversão

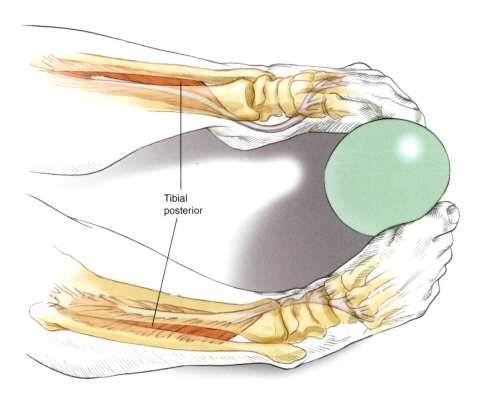

Execução

1. Sente-se com os dois joelhos flexionados e as plantas dos pés paralelas e apoiadas no solo. Coloque uma bola média entre seus pés, na região dos antepés.
2. Com os dois calcanhares apoiados no solo, comece a pressionar a bola com os antepés, levantando a parte medial do arco longitudinal dos dois pés.
3. Enquanto desloca medialmente os antepés, pressione a bola e mantenha uma contração isométrica por 2 a 4 segundos. Repita de dez a doze vezes, executando até três séries.

⚠️ **DICA DE SEGURANÇA** Evite hiperestender a região lateral do tornozelo. Use este exercício para trabalhar o levantamento do arco e fortalecer a região medial do tornozelo.

Músculo envolvido

Tibial posterior

Enfoque na dança

O tibial posterior sustenta a parte medial do arco longitudinal e ajuda a resistir à pronação. Embora o tibial anterior também se contraia, concentre-se no tibial posterior tracionando medialmente o pé e levantando o arco. O tálus deve estar em posição relativamente neutra para proporcionar maior estabilidade para o pé e o tornozelo. No *plié*, há alguma

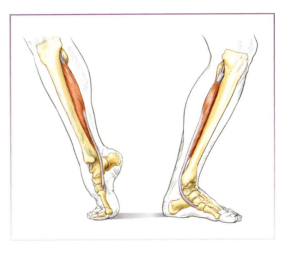

pronação natural, e no *relevé* alguma supinação, porém a pronação excessiva causa várias lesões por sobrecarga. No *relevé*, sinta a sustentação profunda desse tendão visualizando suas várias inserções no navicular e nos ossos tarsais. A preservação da força do tendão do tibial posterior também ajudará a fornecer estabilidade para o pé e o tornozelo durante a aterrissagem dos saltos. O pé começa a articular quando atinge o solo depois de um salto; o tibial posterior pode ajudar a manter seu arco levantado, proporcionando-lhe maior suavidade e amortecimento nas aterrissagens. Varie o ritmo durante o exercício: execute uma inversão rápida e retorne devagar e, em seguida, inverta a mudança de ritmo. Isso proporcionará alterações na velocidade da contração muscular, estimulando desafios e mudanças na coreografia.

VARIAÇÃO
Inversão resistida

1. Passe uma faixa de resistência em volta da planta do pé e fixe-a em um ponto situado lateralmente a ele.
2. Force o antepé em sentido medial contra a resistência da faixa. Continue a deslocar o antepé por toda a amplitude do movimento.
3. Esse movimento deve ser executado com o pé em dorsiflexão e em flexão plantar. Repita pelo menos dez vezes de modo controlado, executando até três séries.

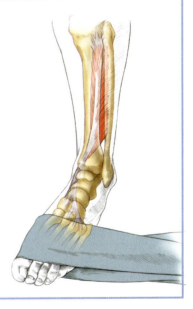

Winging

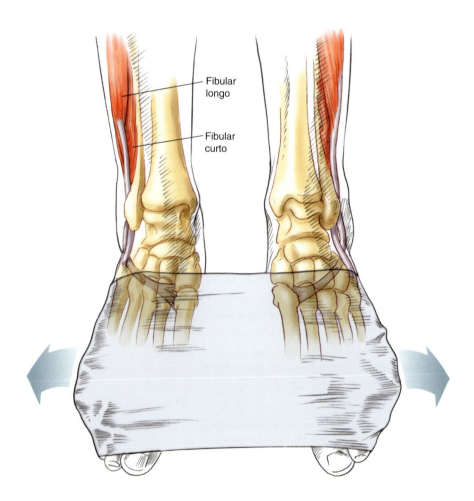

Execução

1. Sente-se e coloque uma faixa de resistência, unida pelas extremidades, em volta dos dois antepés.
2. Respire confortavelmente e force os antepés para a lateral contra a resistência da faixa.
3. Repita este exercício de dez a doze vezes com os pés em flexão plantar e em dorsiflexão, executando até três séries. Mantenha o controle por toda a amplitude do movimento.

⚠️ **DICA DE SEGURANÇA** Evite produzir rotação nos joelhos; isole o movimento nos pés e tornozelos.

Músculos envolvidos

Fibular longo, fibular curto

Enfoque na dança

A combinação dos músculos do compartimento lateral da perna com o tibial posterior (citado anteriormente) lhe proporciona sustentação durante o efeito de um estribo.

Com amplitude excessiva de movimento no *relevé*, você precisa de estabilidade para impedir a torção do tornozelo e lesão dos ligamentos. Sem força adequada nos músculos fibulares, o tornozelo continuará a rodar, deixando a articulação instável. Isso vale para qualquer estilo de dança e para qualquer movimento na ponta, no *relevé*, na impulsão e na aterrissagem de saltos. Imagine um estribo mantendo seu tornozelo firme de modo que tenha liberdade para executar o movimento de ponta em amplitudes extremas. A maioria das lesões que os dançarinos apresentam ocorre na perna e nos pés. É fundamental que você fortaleça os tornozelos para reduzir o risco de lesão traumática.

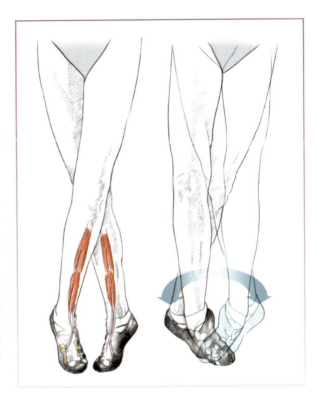

Relevé com bola

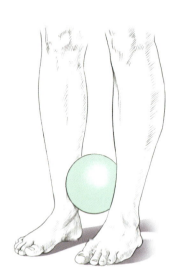

Posição inicial

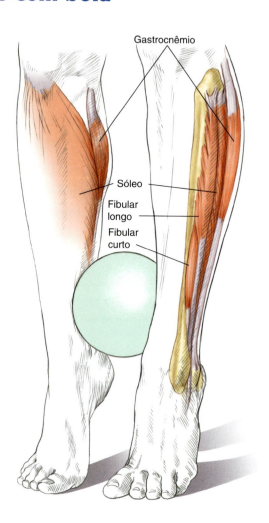

Execução

1. Posicione-se de frente para a barra, com os membros inferiores paralelos, e coloque uma bola pequena entre os calcanhares. Organize o tronco para manter o alinhamento postural neutro. Alinhe a tíbia com o segundo dedo do pé.
2. Comece o *relevé* pressionando gentilmente a bola e alinhe a região média do tálus com o segundo dedo.
3. Mantenha-se nessa posição por 2 a 4 segundos antes de retornar de modo controlado. Repita de quinze a trinta vezes.

⚠ DICA DE SEGURANÇA Para melhorar a sustentação e o controle do tornozelo, evite supiná-lo. Concentre-se no *relevé* e execute-o diretamente sobre o segundo e o terceiro metatarsais.

Músculos envolvidos

Gastrocnêmio, sóleo, fibular longo, fibular curto

Enfoque na dança

O treinamento somente com seu próprio peso corporal lhe proporcionará muito mais consciência e desafio dinâmico. Use este exercício para reforçar a relação do tálus com o calcâneo durante o *relevé*. Sinta os compartimentos lateral e posterior da perna lhe fornecendo incrível sustentação. Tente uma vez com os calcanhares levemente supinados; note que você é incapaz de segurar a bola e, além disso, que os tornozelos se tornam bastante instáveis. Qualquer deslocamento envolvendo giros requer potência a fim de impulsioná-lo em direção horizontal; para executar o movimento, você precisará de força na região lateral da perna e também de força no gastrocnêmio

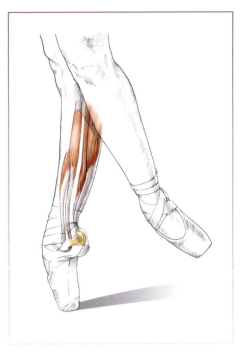

e no sóleo. Os músculos do compartimento lateral da perna também conferem força e capacidade de pronar os pés como em uma posição do tipo *coupé*. Lembre-se de controlar seus movimentos na aterrissagem. Existe a tendência de usar todas as forças e o impulso na fase ascendente e, em seguida, deixar a força da gravidade abaixá-lo. A perda de controle na fase descendente aumenta o risco de lesão. Você deve ter força adequada para poder recuperar-se de um desequilíbrio e evitar lesão.

VARIAÇÃO
Exercício excêntrico com bola

1. Repita este exercício até o *relevé*, libere um dos antepés e dorsiflexione o pé. Continue a segurar a bola.
2. Abaixe lentamente o corpo sobre um pé. Levante-se com os dois pés; e retorne apenas com um. Enfatize o controle durante a fase descendente.
3. Mantenha a bola pressionada entre os calcanhares. Alterne os membros e repita de dez a doze vezes, executando até três séries. Concentre-se na contração excêntrica das pernas como se estivesse aterrissando de um salto.

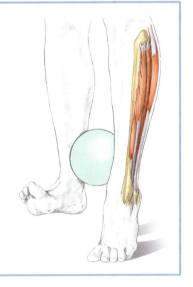

Flexão plantar sentado

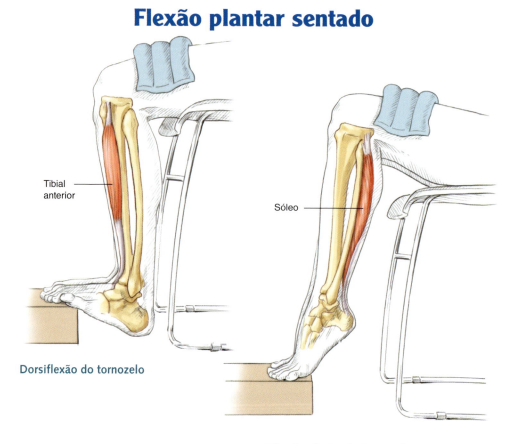

Dorsiflexão do tornozelo

Flexão plantar do tornozelo

Execução

1. Sentado em uma cadeira com os membros inferiores paralelos, apoie os antepés na borda de uma plataforma, enquanto os calcanhares permanecem em contato com o solo. Verifique se os joelhos estão flexionados em 90° e coloque um peso de 2 kg sobre cada coxa para dar mais resistência.
2. Execute o *relevé* por toda a amplitude do movimento, alinhando o segundo dedo do pé com o centro do tálus. Alongue sob os dedos e afaste os metatarsais.
3. Retorne à posição inicial de modo controlado. Repita de quinze a trinta vezes, executando até três séries. Contraia o sóleo.

⚠️ **DICA DE SEGURANÇA** Para manter o controle e o alinhamento da tíbia com o segundo metatarsal, evite supinar os tornozelos.

Músculos envolvidos

Dorsiflexão: tibial anterior
***Relevé*:** sóleo

Enfoque na dança

Nunca é demais enfatizar a importância de se manter o controle durante as aterrissagens de saltos. O fortalecimento dos músculos da perna para controlar seu corpo durante os movimentos da fase descendente do *relevé*, pequenos saltos e *grand allegro* dará a impressão de que você está desafiando a força da gravidade e as lesões. Este exercício requer preservação da força muscular enquanto o músculo se alonga. Quando seus dedos atingem o solo, deve haver quantidade significante de movimento articular para amortecer a aterrissagem e de resistência muscular para sustentar o peso de seu corpo contra a força da gravidade. Em geral, o gastrocnêmio se contrai mais na fase de aterrissagem do salto; portanto, fortalecer o

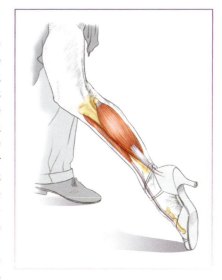

sóleo propiciará melhor ajuda ao gastrocnêmio. O músculo sóleo também possui mais fibras musculares tipo I (de contração lenta), o que ajuda na percepção do equilíbrio e da estabilidade da perna no tornozelo. O sóleo ajuda a impedir que o corpo caia para a frente quando você está em pé e ajuda a manter o equilíbrio quando dança com sapatos de dança ou na ponta. Lembre-se de que o sóleo tem maior quantidade de fibras tipo I e por isso é mais resistente à fadiga; portanto, você precisará aumentar as repetições para melhorar a força.

VARIAÇÃO
Flexão plantar com faixa de resistência

1. Sente-se na borda de uma mesa ou mantenha o membro inferior suspenso sobre a barra, de modo que ela fique posicionada logo acima da região posterior do joelho. Passe uma faixa de resistência em torno das cabeças dos metatarsais. Mantenha os dedos envolvidos e segure a faixa acima.
2. Sem contrair o quadríceps femoral, execute flexão plantar contra a resistência da faixa. Você não precisa flexionar os dedos, apenas movimente o tornozelo.
3. Alterne flexão plantar e dorsiflexão no tornozelo, enfatizando a contração do sóleo. Repita trinta vezes ou mais, executando até três séries.

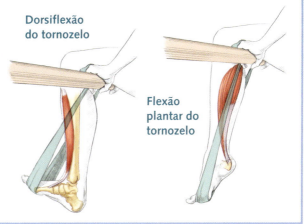

Isolamentos dos dedos do pé

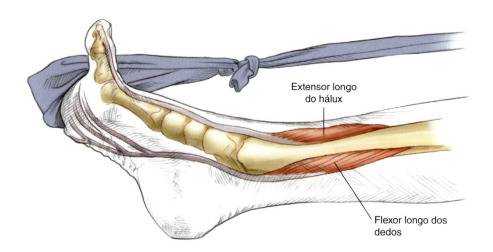

Execução

1. Sente-se no solo com uma faixa de resistência envolvendo os dedos 2 a 5. Estenda o joelho, segurando as extremidades da faixa com as mãos.
2. Permaneça com o hálux em dorsiflexão, enquanto executa flexão plantar com os outros dedos contra a resistência da faixa.
3. Repita esse movimento de dez a doze vezes com o tornozelo em posição de ponta e hálux em dorsiflexão. Movimente os dedos 2 a 5 por toda a amplitude do movimento. Você pode tentar executar este exercício com um dedo de cada vez para isolar o movimento ainda mais.

⚠️ **DICA DE SEGURANÇA** Resista à tendência da faixa de dobrar-se e comprimir os dedos. Tente alongar os dedos enquanto os flexiona para trabalhar o grupo de músculos intrínsecos do antepé.

Músculos envolvidos

Hálux: extensor longo do hálux

Dedos 2 a 5: flexor longo dos dedos

Enfoque na dança

Este exercício faz com que você perceba a necessidade de usar os dedos 2 a 5 em decorrência do papel deles para impulsioná-lo do solo. Pode ser que você tenha uma tendência a utilizar excessivamente o hálux e o flexor longo do hálux para impulsioná-lo. Embora o hálux desempenhe papel significativo na fase de impulsão, deve haver uma ajuda dos outros dedos. Permaneça com o hálux em dorsiflexão de modo que possa isolar o movimento de flexão plantar dos outros dedos. Você também irá sentir o extensor longo do hálux trabalhando para manter esse dedo dorsiflexionado (estendido). Lembre-se de que na maioria das aulas de técnica você pode não desenvolver força suficiente em várias partes do seu corpo. Não há progressão na resistência em uma aula de técnica. Apesar de você poder executar *relevés* suficientes em uma aula para fortalecer o gastrocnêmio, isso pode não ser o bastante para os flexores ou extensores dos dedos.

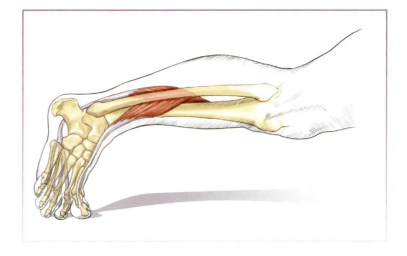

Dorsiflexão do tornozelo

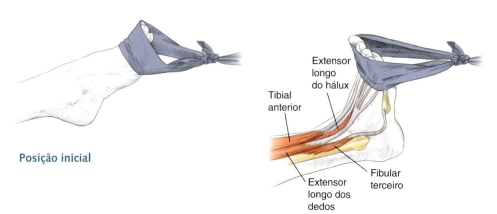

Posição inicial

Execução

1. Sente-se com uma faixa de resistência envolvendo seu antepé. Amarre a outra extremidade em um ponto fixo à sua frente. Comece com o tornozelo em leve dorsiflexão; a faixa deve estar esticada no início do exercício.
2. Levante os dedos contra a resistência da faixa e continue a aumentar a resistência pela dorsiflexão do tornozelo. Concentre-se na contração dos músculos do compartimento anterior da perna e no alongamento dos músculos opostos (posteriores).
3. Mantenha a contração por 2 a 4 segundos e retorne devagar à posição inicial. Mantenha a tensão da faixa por toda a amplitude de movimento. Repita de quinze a trinta vezes, executando até duas ou três séries.

⚠️ **DICA DE SEGURANÇA** Para evitar pronação ou supinação do pé, concentre-se na posição neutra do tornozelo, alinhando o segundo dedo com a tíbia.

Músculos envolvidos

Tibial anterior, extensor longo dos dedos, extensor longo do hálux, fibular terceiro

Enfoque na dança

Preservar a força dos músculos do compartimento anterior da perna lhe oferece mais estabilidade durante a dança ou ao girar em torno dos calcanhares. Seu aquecimento inclui uma quantidade significativa de *relevés* e flexão plantar dos dedos, mas provavelmente não inclui inclinação para trás sobre os calcanhares, que alguns coreógrafos podem desejar. Os músculos do compartimento posterior da perna trabalham mais que os músculos anteriores. Esse desequilíbrio pode causar lesões de sobrecarga e prejudicar sua técnica. Uma quantidade maior de força na região anterior da perna também pode reduzir o risco de tibialgia (canelite). Todo *grand plié* que você executa exige contração do músculo tibial anterior para sustentar a tíbia. Esse músculo também trabalha para deslocar seu peso para a frente durante a preparação para o *relevé* e ajuda a manter seu arco bem levantado. Não se esqueça deste exercício em seu programa de condicionamento.

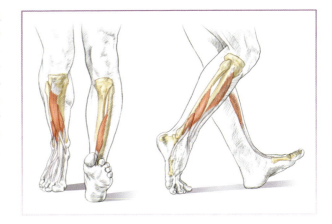

VARIAÇÃO
Dorsiflexão sobre bola

1. Sente-se em uma mesa e apoie o pé sobre uma bola de estabilidade. Comece a empurrar lentamente a bola para a frente enquanto o tornozelo realiza flexão plantar.
2. O pé deve estar na posição em ponta quando estiver no ponto mais alto da bola. Você pode sentir um leve alongamento sobre o tornozelo. Empurre a bola o máximo que puder enquanto mantém os dedos alongados e em contato com ela. Mantenha-se nessa posição por 2 a 4 segundos.
3. Comece a inverter lentamente o movimento, executando dorsiflexão no tornozelo enquanto força o calcanhar para baixo. Alongue o tendão do calcâneo e contraia o tibial anterior. Alterne flexão plantar e dorsiflexão com a ajuda da bola pelo menos quinze vezes. Você pode utilizar bolas de tamanhos menores para tornar o exercício mais difícil.

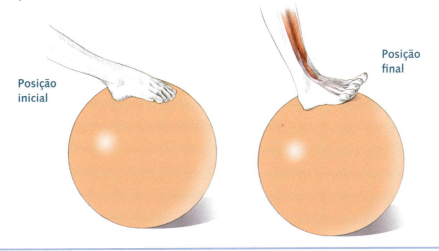

Posição inicial

Posição final

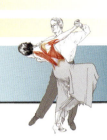

TREINAMENTO CORPORAL GLOBAL

9

O campo da anatomia e da pesquisa em dança tem apresentado enorme crescimento, o que é um fator de motivação para todos aqueles que se dedicam a essa área. Excelentes especialistas em medicina da dança podem ser encontrados em todo o mundo, e sua paixão por auxiliar os dançarinos continua a crescer. No entanto, o real valor desse desenvolvimento está em benecifiá-lo, quer você seja dançarino ou professor. Pesquisas em andamento publicadas em jornais médicos fornecem informações aos especialistas em medicina da dança para ajudar você. Por exemplo, estudos têm mostrado que incluir simples exercícios de condicionamento dos flexores do quadril em sua rotina diária pode melhorar a altura de seu *développé*. Pesquisas também concluem que o uso excessivo do quadríceps femoral com rotação lateral deficiente pode causar dor e lesão no joelho. Adicionar exercícios específicos para dança ao seu treinamento aumentará seu desempenho e diminuirá os riscos de lesão.

A melhora no *arabesque* pode ser conseguida simplesmente fortalecendo os músculos do abdome e os extensores do quadril enquanto se melhora o movimento da parte torácica da coluna vertebral. Melhorar a rotação lateral pode depender apenas de entender o bom alinhamento neutro da pelve durante a contração dos verdadeiros rotadores do quadril. Adotando os princípios de posicionamento corporal, você pode melhorar a coordenação. Quando seus músculos e ossos estão mais alinhados, você precisa de menor ação muscular global. E, assim, você pode executar movimentos de dança sem forçar muito e sobrecarregar os músculos.

Pequenos acessórios

Os exercícios deste capítulo reveem a musculatura discutida anteriormente, mas utilizam acessórios para proporcionar maior resistência. As aulas de dança utilizam somente seu próprio peso corporal como resistência; mas esse esforço pode não ser suficiente para aumentar verdadeiramente sua força. Você precisará ir além do treino oferecido na aula de dança. Incluindo pequenos aparelhos e instrumentos de resistência, você poderá desenvolver força além dos limites da gravidade, variar seu plano de condicionamento e desafiar sua capacidade de equilíbrio. Faixas de resistência e pesos livres já foram incluídos, mas você pode usar outros acessórios para melhorar a técnica e manter o treino interessante.

Executar exercícios sobre bolas de estabilidade, minitrampolins ou discos de rotação aumentará sua consciência corporal (propriocepção). Esses pequenos acessórios tornam os exercícios mais desafiadores. Desafiar seu equilíbrio em condições mais extremas pode melhorar o equilíbrio global, transferindo as sensações para suas experiências na dança.

Você pode manter-se em equilíbrio a partir de três fontes: estímulos visuais, receptores sensoriais na orelha interna e receptores nos músculos e articulações que ajudam no controle da postura. Sempre que tenta manter-se em equilíbrio sobre uma superfície irregular ou instável, você desafia seus receptores sensoriais a trabalhar mais. Para avançar ainda mais em qualquer exercício deste livro, feche os olhos em diferentes momentos para se concentrar na integração mente-corpo. Você alguma vez já perdeu o equilíbrio durante a mudança súbita de luzes no palco ou ao ficar na escuridão? Já notou como seu equilíbrio fica frágil após uma lesão? O surto de crescimento da adolescência pode tanto comprometer o equilíbrio como também causar fadiga. Qualquer mudança abrupta em seu sistema sensorial reduzirá a propriocepção. Treinar habilidades de equilíbrio melhorará a acuidade e a precisão do movimento.

Detalhes do treinamento

Se estiver preocupado em adequar todos estes exercícios ao seu horário apertado, concentre-se em alguns exercícios de cada vez e, aos poucos, inclua alguns em seus aquecimentos e outros no resfriamento. Tente um programa de cada vez, trabalhando nele por uma semana, expandindo-o gradualmente. Execute vários exercícios dos quatro capítulos iniciais, alternando os dias com exercícios para os membros. Utilize os exercícios para realizar mudanças favoráveis em seu método de trabalho.

1. Organize seus pensamentos para executar os exercícios com eficácia. O alinhamento é essencial para a precisão do movimento; é uma sensação em todo o corpo. Continue a visualizar cada movimento de dança nos vários planos do corpo. Note como pode mudar gradualmente os hábitos inadequados e melhorar suas linhas.
2. Preserve a estabilidade da coluna vertebral enquanto libera a tensão desnecessária. Melhore sua capacidade pulmonar incorporando padrões eficientes de respiração durante a dança. A respiração profunda aumenta o controle do *core* e sustenta o movimento executado a partir dele. Imagine sua respiração alcançando cada músculo do corpo para melhorar os movimentos.
3. A melhora da propriocepção inclui integração mente-corpo durante a progressão do trabalho funcional. Mantenha a consciência de equilíbrio enquanto muda a base de sustentação nos vários exercícios de solo. Continue a enfocar a consciência postural mudando do solo para a barra e para o centro. Imagine suas novas habilidades de equilíbrio funcionando durante os giros, saltos e equilíbrio no *relevé*.
4. Para ganhar força muscular, aqueça o corpo e repita os exercícios até a fadiga sem comprometer o alinhamento. Você pode aumentar as repetições ou a resistência, mas varie a velocidade para correlacioná-las à mudança no ritmo da dança. Pratique seus passos favoritos de dança com o mesmo empenho e energia. Repita as variações de saltos básicos para enfocar mais o controle da aterrissagem. Aumente o número de repetições para melhorar a resistência cardiorrespiratória. Para evitar compensações errôneas, concentre-se no grupo muscular que produz o movimento.

Exercícios com enfoque na dança

Os próximos exercícios contêm muitos desafios. Você incluirá acessórios e mais movimento funcional global do corpo. Imagine-se aplicando os princípios de cada exercício a seu estilo específico de dança. Memorize o movimento correto desejado para obter melhores resultados. Você está avançando para o próximo nível, aumentando a dificuldade para o *core* e o equilíbrio.

Sua mente é um instrumento poderoso. Seja seletivo com aquilo que você acha importante. Acalme sua mente de modo que possa se concentrar na área do corpo que está trabalhando. Antes de cada exercício, preste atenção na posição inicial e na execução do movimento enquanto se mantém tranquilo. Converse consigo mesmo usando apenas pensamentos positivos. Mentalize coisas inspiradoras e otimistas.

Plié na parede

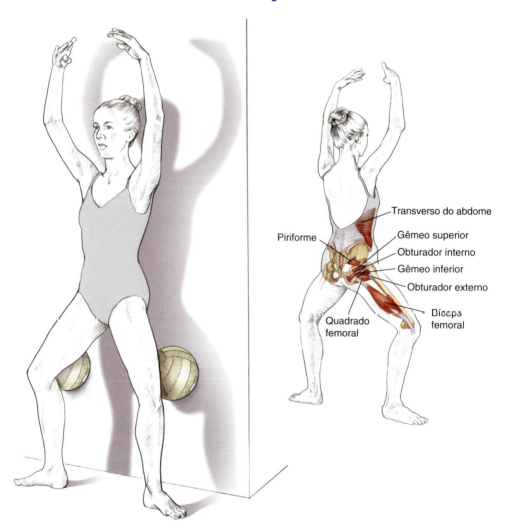

Execução

1. Apoie o dorso em uma parede. Rode lateralmente os membros inferiores e posicione os pés mais afastados que os quadris (os pés ficam alinhados de acordo com a amplitude da rotação lateral). Coloque uma bola entre cada coxa e a parede. Inspire ao preparar-se e mantenha-se com a coluna vertebral e a pelve neutras.

2. Ao expirar, pressione as bolas com as coxas contraindo os rotadores profundos. Concentre-se para manter a pelve neutra. Alinhe cada fêmur com a região média do tálus e o segundo metatarsal, mantendo-se nessa posição por 2 a 4 segundos. Repita oito vezes.

Músculos envolvidos

Transverso do abdome, bíceps femoral, piriforme, gêmeo superior, gêmeo inferior, obturador interno, obturador externo, quadrado femoral

Enfoque na dança

Relaxe os quadris, sem forçar o tronco, para permitir melhor rotação lateral. Use este exercício para trabalhar os rotadores profundos do quadril, enquanto mantém a pelve em posição neutra e estável. Memorize a sensação da verdadeira rotação lateral no quadril sem usar excessivamente o sartório ou a região lateral da coxa ou inclinar a pelve. Concentre-se no alinhamento do fêmur com o segundo dedo do pé; evite qualquer rotação no joelho. O longo eixo da tíbia deve incidir diretamente no centro de seu pé. Feche os olhos por um instante e visualize o obturador externo enquanto contrai e traciona lateralmente o fêmur para aumentar a rotação lateral. Agora relaxe os rotadores. Repita o detalhe da contração mais uma vez até sentir a firmeza e a estabilidade desse músculo durante a rotação lateral da coxa. É importante enfatizar a dissociação do quadril: realize o movimento na articulação do quadril de modo que as coxas rodem para a lateral enquanto a pelve e a coluna vertebral ficam estáveis.

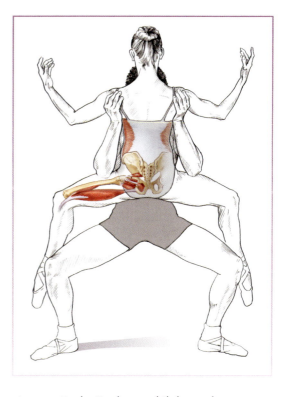

Flexão lateral com resistência

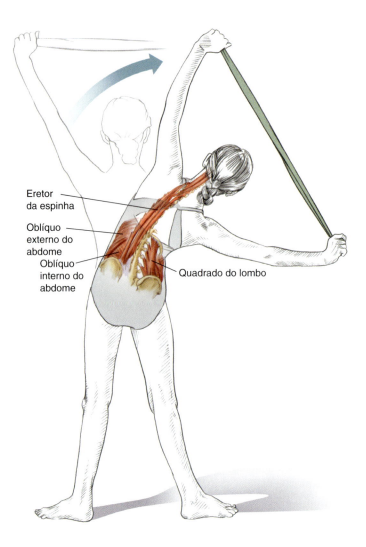

Execução

1. Fique em pé firme e estável, com os membros inferiores em segunda posição. Com as mãos, segure as extremidades de uma faixa de resistência acima da cabeça. Sinta o peso dos membros superiores sobre as escápulas e afaste-os suficientemente entre si para fornecer resistência durante o exercício.

2. No início da inspiração, levante e alongue a coluna vertebral. Movimente-se no plano frontal, inclinando-se para o lado direito. Deslize a escápula direita para baixo. Mantenha uma firme resistência com a faixa. Mantenha-se nessa posição enquanto expira.

3. Flexione o tornozelo esquerdo e sinta o membro inferior alongar. Concentre-se no trabalho conjunto da coxa e do calcanhar esquerdos para manter a rotação lateral do membro inferior. Aproxime o túber isquiático esquerdo do solo. Inspire enquanto retorna. Repita oito vezes de cada lado.

⚠️ **DICA DE SEGURANÇA** Conserve sua posição corporal neutra para evitar anteversão da pelve e procure não rodar os joelhos.

Músculos envolvidos

Oblíquo interno do abdome, oblíquo externo do abdome, quadrado do lombo, eretor da espinha

Enfoque na dança

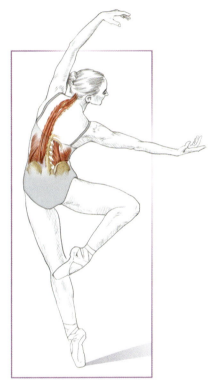

Em decorrência da ausência de flexibilidade na parte torácica da coluna vertebral, a flexão lateral pode ser de difícil execução. A regra do alongamento axial vale para todo o movimento. Isso prolonga a coluna vertebral a fim de aumentar o movimento enquanto, em sua extremidade superior, a cabeça equilibra-se com facilidade. Sinta como se estivesse movimentando cada vértebra separadamente para obter uma coluna mais flexível, porém estável. Qualquer flexão lateral deve descrever um arco longo e elevado por motivos estéticos e também para a prevenção de lesões. O alongamento da coluna vertebral propicia mais espaço entre as vértebras e menos compressão dos discos intervertebrais. O movimento executado no plano frontal, em cada *cambré* lateral ou movimento de inclinação lateral, será mais eficaz e esteticamente satisfatório do que aquele realizado no plano diagonal. O movimento de respiração lateral proporcionará mais flexibilidade, mas também mais estabilidade, à sua coluna vertebral. Sua pelve deve estar estabilizada para resistir à tração superior do tronco. Para completar a flexão lateral, as costelas mais inferiores também devem ser ligeiramente levantadas. Visualize uma meia-lua e imagine-a subindo ao lado de seu corpo!

Rotação diagonal

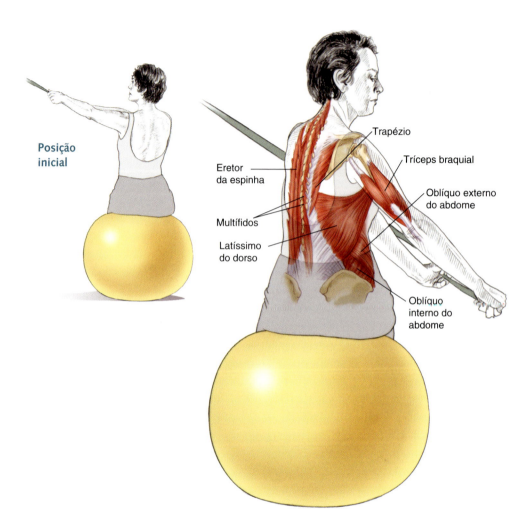

Execução

1. Sente-se em uma bola de estabilidade com os quadris e os joelhos flexionados em 90° e os pés apoiados no solo. Fixe uma faixa de resistência acima de seu ombro esquerdo e segure as duas extremidades com as mãos. Sua pelve permanece neutra sobre a bola de estabilidade enquanto o tronco roda para o lado esquerdo. As mãos ficam alinhadas com o esterno ao segurar as extremidades da faixa. Inspire ao preparar-se.
2. Ao expirar, contraia os músculos transverso do abdome, oblíquos do abdome e os estabilizadores da escápula a fim de rodar o tronco para o lado direito. Os membros superiores puxam a faixa contra a resistência em sentido inferior direito (diagonal).

3. Mantenha-se nessa posição por 2 a 4 segundos. Sinta a musculatura oblíqua trabalhando para sustentar seu *core*. Preserve o alinhamento das mãos e os cotovelos estendidos com o esterno. Retorne devagar durante a inspiração. Repita de seis a oito vezes de cada lado.

⚠️ **DICA DE SEGURANÇA** Evite rodar e desestabilizar a região lombar, mantendo a consciência da contração abdominal para sustentar a coluna vertebral.

Músculos envolvidos

Latíssimo do dorso, parte ascendente do trapézio, tríceps braquial, oblíquo interno do abdome, oblíquo externo do abdome, eretor da espinha, multífidos

Enfoque na dança

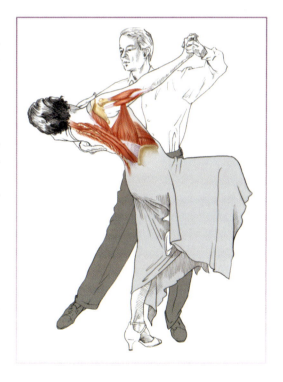

A coordenação da força em movimentos rotacionais e espirais requer força no *core* e nos músculos paravertebrais profundos. A fim de proporcionar mais rotação, libere a tensão no pescoço e nos ombros antes do movimento espiral. Lembre-se de contrair os abdominais inferiores para estabilizar a coluna vertebral. Isso também lhe propiciará mais rotação. A rotação diagonal é excelente para o praticante de dança de salão que permanece horas dançando com a parte superior do dorso estendida e o tronco voltado para o lado esquerdo. Lembre-se de que os oblíquos do abdome estão trabalhando para você em ambos os lados; o oblíquo interno é contraído no mesmo lado da rotação, enquanto o oblíquo externo é contraído no lado oposto. O mesmo auxílio muscular se aplica aos músculos eretores da espinha: enquanto um músculo se contrai de um lado para produzir movimento, você também possui músculos contraindo-se do lado oposto. Isso reforça a necessidade de executar movimentos a partir do *core*; você deve começar o movimento espiral na região profunda do *core* e próximo à coluna vertebral.

Chute alto com resistência

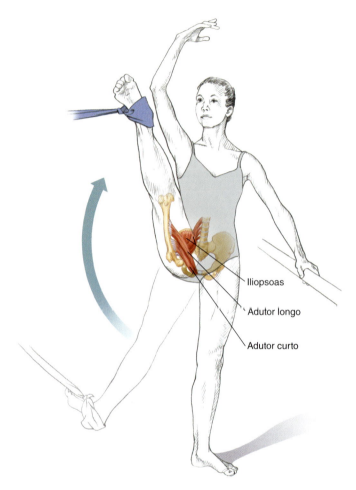

Iliopsoas
Adutor longo
Adutor curto

Execução

1. Comece com a mão esquerda na barra e o membro inferior direito afastado para o lado em *tendu* rodado para a lateral. Amarre uma extremidade de uma faixa de resistência em volta do tornozelo direito e a outra em um objeto fixo situado ao lado. Coloque-se em posição neutra. Estabilize o membro de apoio em rotação lateral contraindo o glúteo médio.

2. Desloque o membro inferior da primeira até a quinta posição em um *battement devant*, contra a resistência da faixa, mantendo-a firme e esticada. Coordene sua respiração de modo a inspirar durante a elevação do membro.

3. Inicie o movimento no *core* e nos músculos do compartimento medial da coxa. Arraste o membro da primeira à quinta posição para enfatizar a adução do quadril e, em seguida, contraia o iliopsoas o mais rápido possível para levantar o membro. Retorne devagar e de modo controlado.

4. Alongue a coluna vertebral e o quadrado do lombo. Mantenha a rotação lateral durante todo o exercício e repita quatro vezes; em seguida, repita mais quatro vezes sem a resistência.

⚠️ **DICA DE SEGURANÇA** Evite inclinar o quadril lateralmente. Os músculos do tronco tendem a puxar a pelve para cima. Mantenha a pelve fixa. Movimente a coxa, não a pelve.

Músculos envolvidos

Adutor longo, adutor curto (pequena elevação), iliopsoas (grande elevação)

Enfoque na dança

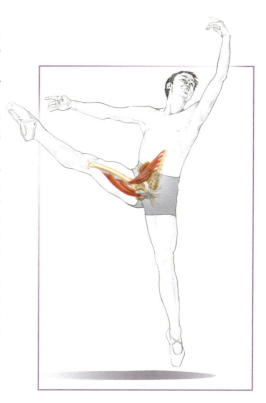

Levantar os membros inferiores com naturalidade e graça significa não realizar correções adicionais, não transferir peso sem necessidade e não usar excessivamente o quadríceps femoral. Trabalhar de modo eficaz desde o início reduz o risco de lesão e melhora sua técnica. Quanto maior a altura atingida pelo seu membro, mais intensa deve ser a contração do iliopsoas. Siga trabalhando para manter a rotação lateral o máximo possível. Quando o membro inferior de trabalho começa a rodar medialmente, as fibras anteriores dos glúteos mínimo e médio contraem-se e inclinam seu quadril. Visualize a inserção distal do iliopsoas na região medial do fêmur. Inicie o movimento a partir dessa região da coxa e deixe o membro subir suavemente até o tórax. Em cada levantamento de membro inferior, alongue os músculos isquiocrurais e das regiões glútea e inferior da coluna vertebral. Treine a inspiração para ajudá-lo a levantar o membro inferior e a expiração para estabilizar a coluna vertebral enquanto abaixa o membro. Seus membros inferiores *podem* flutuar!

Attitude sobre o disco

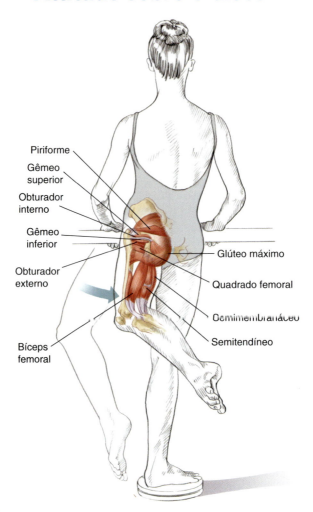

Execução

1. Posicione-se de frente para a barra com o membro inferior direito sobre um disco e em rotação lateral. O membro esquerdo é posicionado em *coupé*. Organize seu posicionamento e equilíbrio.

2. Coordene a inspiração com a extensão do quadril, deslocando-se de *coupé* para *attitude derrière*. Durante o levantamento do membro inferior, deve haver um leve acomodamento anterior do corpo. Enfatize a rotação lateral do membro em *attitude derrière* pelos rotadores profundos. Contraia os transversos do abdome para dar sustentação à região inferior da coluna vertebral. Alongue a parte torácica da coluna em um longo arco.

3. Mantenha-se nessa posição por 2 a 4 segundos, concentrando-se no glúteo máximo e nos isquiocrurais. Ao expirar, inverta o movimento retornando de modo controlado ao *coupé*. Repita oito vezes de cada lado.

⚠️ **DICA DE SEGURANÇA** Proteja a região inferior da coluna vertebral contraindo os transversos do abdome.

Músculos envolvidos

Piriforme, gêmeo superior, gêmeo inferior, obturador interno, obturador externo, quadrado femoral, glúteo máximo, bíceps femoral, semitendíneo, semimembranáceo

Enfoque na dança

Iniciar a extensão do quadril com os principais músculos responsáveis pelo movimento melhorará a qualidade de sua técnica. Seus *arabesques* melhorarão quando você puder proteger a região inferior da coluna vertebral e desenvolver mais força nos isquiocrurais e no glúteo máximo. Pratique o movimento de extensão do membro inferior e veja sua amplitude de movimento antes de mover a região inferior da coluna vertebral. Você conseguirá movimentá-lo somente 15°; nesse caso, incline-se um pouco para a frente para acomodar-se, mas continue a levantar o membro contraindo os isquiocrurais e o glúteo máximo. Independentemente de estar executando um *attitude* ou um *arabesque*, contraia os músculos do abdome para sustentar a coluna vertebral. Execute mais movimento na parte torácica de sua coluna. Enquanto mantém forte contração no abdome, visualize a extensão das vértebras na região média do dorso. Você tem maior capacidade de movimento na região superior do dorso e no tórax do que imagina. Não se trata apenas de acentuar a curvatura lombar. Utilize os músculos rotadores profundos

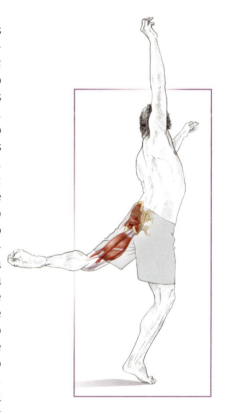

para evitar a rotação da pelve. Lembre-se de que sua coluna vertebral está alongada e descrevendo o maior arco possível. Coordenação e ótimo alinhamento também reduzem a tensão no pescoço e nos ombros.

Prancha e carpado

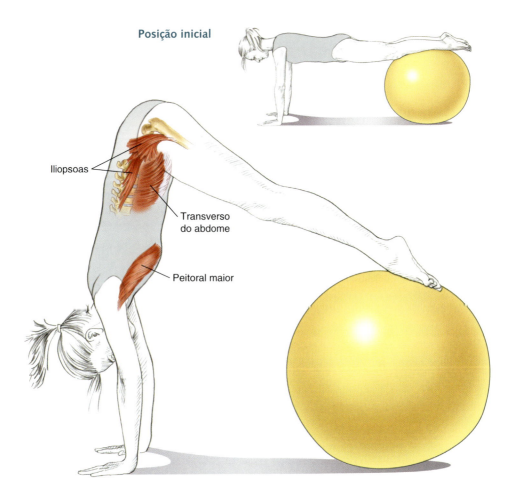

Execução

1. Apoie a face anterior do tronco sobre uma bola de estabilidade. Afaste as mãos até ficar em posição de prancha com as tíbias apoiadas sobre o topo da bola. Mantenha joelhos e cotovelos estendidos, porém sem travar os cotovelos. Contraia os estabilizadores da escápula e do tronco.
2. Ao inspirar, inicie o movimento com leve retroversão pélvica e forte contração dos músculos abdominais e dos flexores do quadril para levantá-lo até a posição carpada. Alongue a coluna vertebral enquanto puxa a bola em direção ao tórax, levando os pés à posição em ponta.
3. Mantenha-se nessa posição por 2 a 4 segundos enquanto inspira. Reforce o abaixamento e a adução das escápulas. Retorne devagar à posição de prancha inicial enquanto expira. Mantenha o tronco firme para proteger a coluna. Repita de seis a oito vezes.

TREINAMENTO CORPORAL GLOBAL

⚠️ **DICA DE SEGURANÇA** Mantenha as escápulas estabilizadas. Evite a posição de escápula alada. Contraia os transversos do abdome para resistir à força da gravidade estendendo a coluna vertebral.

Músculos envolvidos

Transverso do abdome, iliopsoas, peitoral maior, parte clavicular do deltoide

Enfoque na dança

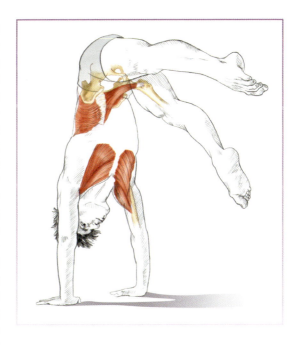

As coreografias mais atraentes e difíceis estão relacionadas a dançar sobre as mãos. Isso pode se dar no "carrinho de mão", no salto mortal para trás, nas flexões ou na queda sobre uma mão. Independentemente do movimento, você deve estar preparado e forte. A maioria das aulas de técnica de dança não trabalha suficientemente a porção superior do corpo e o *core*; e realizar isso depende de você. Este exercício integra mente e corpo por completo. Os pequenos músculos posturais "trancam" a coluna vertebral enquanto os grandes músculos a "compactam". Exercite suas habilidades de respiração para ajudá-lo em qualquer movimento desse tipo. Pratique a inspiração lateral profunda durante a preparação e a expiração forçada para lhe oferecer sustentação no movimento. Se você achar que está perdendo estabilidade na região lombar, aumente o treinamento da região inferior do abdome. Se for incapaz de manter a estabilidade da escápula, intensifique os exercícios para o ombro. Coreografias que exigem posições do tipo prancha são difíceis e arriscadas se você estiver enfraquecido. O condicionamento lhe dará um aspecto de total vigor físico.

Rebote

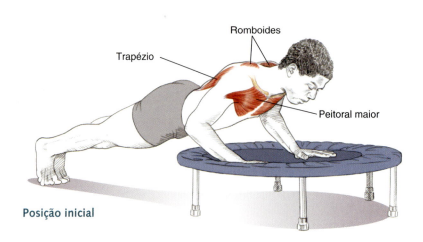

Posição inicial

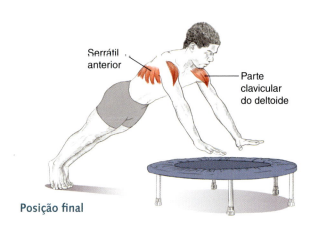

Posição final

Execução

1. Comece na posição clássica de flexão, com as mãos sobre um minitrampolim e mais afastadas que a largura dos ombros. Mantenha os membros inferiores estendidos e os pés apoiados no solo. Organize o tronco para manter o controle do *core*. Você também pode começar com os joelhos apoiados no solo.
2. Enquanto respira naturalmente, flexione os cotovelos de modo controlado para iniciar a flexão. Mantenha as escápulas estabilizadas.
3. Pressione o trampolim dando um impulso para o ar e retorne de modo controlado. Repita de seis a oito vezes.

⚠ **DICA DE SEGURANÇA** Mantenha a estabilidade da região lombar controlando o tronco. Mantenha o controle sobre as escápulas e contraia os flexores do carpo para evitar hiperextensão do punho.

Músculos envolvidos

Peitoral maior, parte clavicular do deltoide, serrátil anterior, parte ascendente do trapézio, romboides

Enfoque na dança

Este exercício de rebote é uma ótima maneira de desafiar seu *core* e seus ombros a executar quase todas as coreografias complexas. Também é um excelente exercício para estabilidade dinâmica. O impulso no trampolim é também uma outra forma de treinamento de resistência. Seus músculos são alongados quando submetidos à carga na fase descendente (contração excêntrica), seguida por uma contração concêntrica rápida e forte para impulsioná-lo para cima. Essa combinação pode ajudá-lo a desenvolver maior potência muscular. As quedas contidas, que se tornaram muito famosas pela técnica de

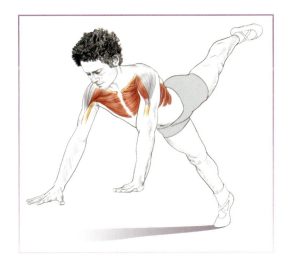

Graham, parecem fáceis se executadas com maior potência muscular. Todos os movimentos de cair-levantar no jazz requerem menos tensão se você tiver maior potência muscular. O treinamento seguro com exercícios do tipo rebote o preparará para a complexidade das quedas coreográficas atípicas.

Equilíbrio aeroplânico

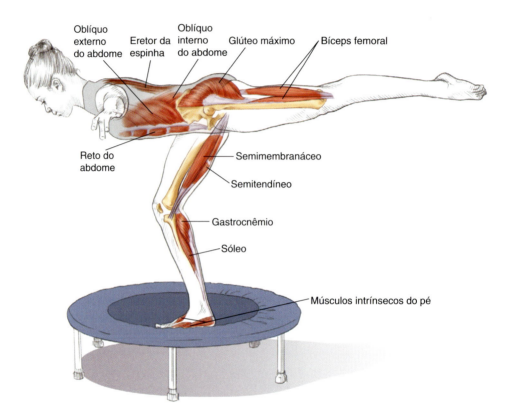

Execução

1. Fique em pé no meio de um minitrampolim, apoiado com um pé paralelo ao tronco. O outro membro inferior fica paralelo em *arabesque*. Alongue a coluna vertebral e mantenha o dorso plano. Estenda os membros superiores para os lados.
2. Mantenha o equilíbrio e distribua o peso entre as articulações metatarsofalângicas ("bola do pé") e o calcanhar. Use os músculos intrínsecos do pé e execute um leve *demi-plié*.
3. Mantenha o equilíbrio por 10 a 30 segundos. Descanse e repita três vezes de cada lado. Respire confortavelmente. Libere a tensão no pescoço e nos ombros. Utilize o controle abdominal e o princípio do alongamento axial.

DICA DE SEGURANÇA Tente executar este exercício no solo antes de usar o trampolim. Equilibre-se em um *demi-plié* curto; mantenha o alinhamento do joelho sobre o segundo dedo do pé.

Músculos envolvidos

Reto do abdome, oblíquo interno do abdome, oblíquo externo do abdome, eretor da espinha

Membro inferior de apoio: músculos intrínsecos do pé, gastrocnêmio, sóleo, semimembranáceo, semitendíneo, glúteo máximo, glúteo mínimo, bíceps femoral

Membro inferior do *arabesque*: semimembranáceo, semitendíneo, glúteo máximo, bíceps femoral

Enfoque na dança

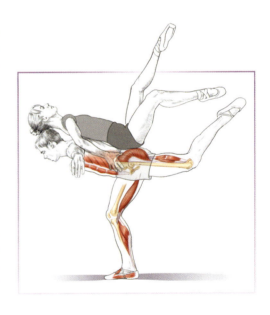

Melhorar o equilíbrio pode reduzir o risco de lesão, aliviando a tensão desnecessária e melhorando saltos e giros. Dedique uma pequena parte do seu tempo todos os dias para praticar equilíbrio. Se você não tiver um minitrampolim, pratique equilibrando-se na areia ou sobre um travesseiro. Identifique o centro e o posicionamento começando pelos arcos do pé. Distribua seu peso sobre o primeiro e o quinto metatarsais e o calcanhar. Sinta os músculos intrínsecos profundos dando-lhe sustentação. Concentre-se nos músculos posturais que compreendem o grupo paravertebral profundo até os músculos do membro inferior. Quando estiver completamente equilibrado, você precisará, na verdade, de menos esforço muscular, o que significa um trabalho mais eficaz. Respire de modo confortável em todo o processo de equilíbrio. Sua respiração deve estabilizar seu *core* e liberar a tensão. Organize seus pensamentos e seu corpo para manter um equilíbrio saudável entre corpo, mente e espírito.

Dégagé paralelo

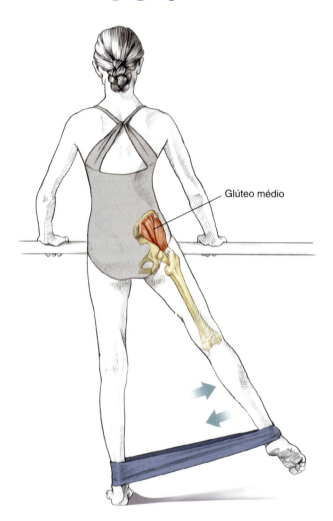

Execução

1. Fique em pé com os membros inferiores paralelos. Passe uma faixa de resistência ao redor dos tornozelos e apoie as mãos na barra.
2. Respire naturalmente e comece a movimentar seu membro de trabalho executando vários *dégagés* paralelos contra a resistência da faixa.
3. Conserve a posição neutra estável, levantando a cintura e mantendo a pelve fixa e firme. Sinta o glúteo médio do membro inferor de trabalho atuar contra a resistência da faixa e o glúteo médio do membro de apoio ajudá-lo a manter a pelve estável.
4. Comece com oito a dez repetições com cada membro inferior. Execute até três séries completas.

⚠️ **DICA DE SEGURANÇA** Mantenha a estabilidade na região lombar. Não deixe a resistência da faixa inclinar o quadril. Isole o movimento apenas na coxa.

Músculo envolvido

Glúteo médio

Enfoque na dança

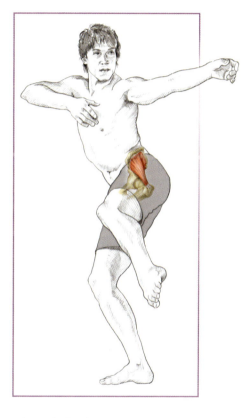

Lembre-se de que para realmente ganhar força você deve incluir um treinamento de resistência em seu programa de condicionamento. A estabilidade pélvica é outra peça-chave para melhorar a postura e a técnica. Este exercício pode ajudá-lo a manter o controle da região lateral da pelve a fim de ganhar força. O glúteo médio ajudará seu membro de apoio durante a execução do *développé* e do *grand battement*. Esse músculo também ajudará seu membro de trabalho em todas as posições laterais, passos para o lado e combinações de saltos. Para obter maior estabilidade pélvica, sinta o alongamento da coluna vertebral e comprima as nádegas. Concentre-se em isolar a coxa, que você deseja movimentar, da região lombar. Sinta a rigidez de todo o membro inferior de apoio. Ao aumentar o número de repetições, você também perceberá o trabalho dos quadris nos membros de apoio e de trabalho.

Embora o glúteo médio seja o principal músculo trabalhado, este exercício recruta todo o corpo em decorrência de seu enfoque na estabilidade.

ÍNDICE DE EXERCÍCIOS

COLUNA VERTEBRAL

Estabelecimento de postura neutra 20
Deslizamento de membros inferiores 22
Abdominal isométrico 24
Exercício isométrico para o flexor do quadril 26
Cinta vertebral 28
Compressão isquiática 30

COSTELAS E RESPIRAÇÃO

Respiração lateral 40
Respiração com flexão lateral 42
Respiração com *port de bras* 44
Extensão torácica 46
Plié de respiração 48

CORE

Flexão lateral 58
Abdominal clássico 60
Abdominal oblíquo com pernas levantadas 62
Prancha lateral 64
Equilíbrio sobre o cóccix 66
Cisne modificado 68
Rotação de tronco 70

MEMBROS SUPERIORES — CÍNGULO E PARTE LIVRE

Rotações lateral e medial 82
Wall press 84
Port de bras 86
Flexão unilateral de cotovelo 88
Extensão bilateral de cotovelo 90
V 92

Remada 94
Prancha 96
Prancha invertida 98

PELVE E QUADRIS

Plié com pressão de calcanhar 108
Coupé com rotação medial 110
Passé press 112
Compressão com a face medial da coxa 114
Preparação para *arabesque* 116
Impulso com o flexor do quadril 118
Levantamento para *attitude* 120
Alongamento do flexor do quadril 122

MEMBROS INFERIORES

Short arcs 130
Wall sit 132
Flexão de joelho 134
Extensão do quadril 136
Tesoura lateral 138
Développé com auxílio 140
Battement descendente 142

TORNOZELOS E PÉS

Cúpula 152
Abdução do hálux 154
Pressão por inversão 156
Winging 158
Relevé com bola 160
Flexão plantar sentado 162
Isolamentos dos dedos do pé 164
Dorsiflexão do tornozelo 166

TREINAMENTO CORPORAL GLOBAL

Plié na parede. 172
Flexão lateral com resistência. 174
Rotação diagonal. 176
Chute alto com resistência 178
Attitude sobre o disco 180
Prancha e carpado. 182
Rebote 184
Equilíbrio aeroplânico 186
Dégagé paralelo 188

SOBRE A AUTORA

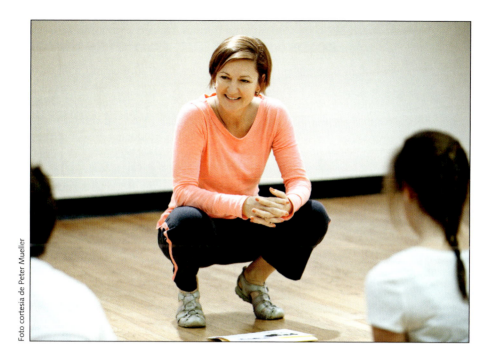

Foto cortesia de Peter Mueller

Jacqui Greene Haas é preparadora física do Cincinnati Ballet desde 1989, é diretora do Dance Medicine Academic Seminars (www.dancemedicine.net) e da divisão de medicina da dança do Wellington Orthopedics, em Cincinnati, Ohio, onde trabalha com dançarinos em tratamento fisioterápico, reabilitação pós-cirúrgica e condicionamento geral.

Ex-bailarina profissional do Boston Ballet, Southern Ballet Theatre, Tampa Ballet, New Orleans Ballet e Cincinnati Ballet, Jacqui é bacharel em dança pela University of South Florida e tem certificado em treinamento atlético pela University of Cincinnati. Além disso, possui certificado em instrução de Pilates pela divisão de dança do St. Francis Memorial Hospital, em São Francisco, e um certificado de Pilates para reabilitação da Polestar Education, em Miami, Flórida. Ela desenvolveu programas de prevenção de lesões para vários estúdios de dança, assim como para a McGing Irish Dancers, a School for Creative and Performing Arts e o departamento de dança da University of Cincinnati.

Jacqui habitualmente realiza conferências dirigidas a dançarinos, instrutores e profissionais de saúde, incluindo apresentações na International Association of Dance Medicine and Science e na National Athletic Trainers' Association. Publicou artigos na *Dance Magazine* e na *Advance Rehabilitation Magazine*.